Ralph Grossmann, Klaus Scala
Gesundheit durch Projekte fördern

Gesundheitsforschung

Herausgegeben von
Bernhard Badura, Klaus Hurrelmann
und Ulrich Laaser

Ralph Grossmann, Klaus Scala

Gesundheit durch Projekte fördern

Ein Konzept zur Gesundheitsförderung
durch Organisationsentwicklung
und Projektmanagement

Unter Mitarbeit von
Dagmar Untermarzoner

Juventa Verlag
Weinheim und München 1994

Issued by the Regional Office for Europe of the World Health Organization in 1993 under the title *Health promotion and organizational development: developing settings for health* (document ICP/HSC 663)
Translation rights for an edition in German have been granted to Juventa Verlag GmbH by the Director of the Regional Office of the World Health Organization. The publisher alone is responsible for the accuracy of the translation.

Herausgegeben 1993 vom WHO-Regionalbüro für Europa mit dem Titel *Health promotion and organizational development: developing settings for health* (Dokument ICP/HSC 663)
Die Rechte für die deutsche Ausgabe wurden dem Juventa Verlag vom Direktor des WHO-Regionalbüro für Europa übertragen. Die Verantwortung für die deutsche Ausgabe liegt allein beim Verlag.

Die Autoren
Ralph Grossmann, Jg. 1949, Jurist, Sozialwissenschaftler, Gruppendynamiktrainer und Organisationsberater ist Leiter der Abteilung Gesundheit und Organisationsentwicklung am IFF-Institut für Interdisziplinäre Forschung und Fortbildung in Wien und Leiter des WHO-Kooperationszentrums für Training und Organisationsentwicklung für Gesundheitsförderung.

Klaus Scala, Jg. 1945, Philosoph, Gruppendynamiktrainer und Organisationsberater ist wissenschaftlicher Mitarbeiter an der Universität Graz, Zentrum Schulpraktikum und wissenschaftlicher Konsulent und Lehrbeauftragter am IFF.

Die Deutsche Bibliothek – CIP-Einheitsaufnahme

Grossmann, Ralph:
Gesundheit durch Projekte fördern : ein Konzept zur Gesundheitsförderung durch Organisationsentwicklung und Projektmanagement / Ralph Grossmann ; Klaus Scala. Unter Mitarb. von Dagmar Untermarzoner. – Weinheim ; München : Juventa-Verl., 1994
  (Gesundheitsforschung)
  ISBN 3-7799-1159-0
NE: Scala, Klaus:

© 1994 Juventa Verlag Weinheim und München
Umschlaggestaltung: Atelier Warminski, 63654 Büdingen
Printed in Germany

ISBN 3-7799-1159-0

Inhalt

Einleitung

Das wissenschaftliche und politische Konzept der Gesundheitsförderung ist auf die Gestaltung der gesellschaftlichen Voraussetzungen von Gesundheit ausgerichtet. Diese Voraussetzungen werden wesentlich in und von Organisationen geschaffen.
Die Organisationsdimensionen von Gesundheitsförderung rük-
ken international immer mehr ins Zentrum der Diskussion. Diese Tatsache liegt einerseits an der Logik dieses Konzepts und
reflektiert andererseits den Erfolg von Gesundheitsförderungsprogrammen und Projekten der letzten Jahre. Gesundheitsförderung ist auf dem Weg, selbst neue Organisationen und Infrastrukturen zu schaffen. In vielen Fällen bedeutet Gesundheitsförderung, einen Prozeß geplanter organisatorischer Veränderungen in Gang zu setzen.

Auf nationaler und internationaler Ebene wurden erfolgreiche
Projekte in verschiedenen gesellschaftlichen Feldern – wie Politik, Verwaltung, Wissenschaft, Schule und Selbsthilfe – gestartet, die eine wichtige Modellfunktion erfüllen. Neue Akteure sind aufs Feld der Gesundheitsthematik getreten: Politikerinnen und leitende Beamte in Stadt- und Regionalverwaltun-
gen, Schuldirektorinnen, Manager in Wirtschaftsunternehmen,
Ärztinnen und Pflegekräfte in leitenden Funktionen von Krankenhäusern.

Die große Bedeutung von Organisationen für Gesundheit und
Krankheit ist auf der Ebene von wissenschaftlichen Erkennt-
nissen und im Alltagsbewußtsein der Menschen gut verankert;
weniger bewußt und theoretisch ausformuliert sind die Konsequenzen für die Realisierung von Gesundheitsförderung. Organisationen bestimmen sehr wesentlich die Bedingungen von
Gesundheit, und Gesundheitsförderung verlangt daher Veränderungsprozesse von und in Organisationen. Auf diese Einsicht
gründet sich der "Settings-Ansatz", der in unterschiedlichen
Gesundheitsförderungsprojekten von der WHO entwickelt wurde

und als Basiskonzept für die Realisierung von Gesundheitsförderung dient. Die Entwicklung von "Settings" für Gesundheit bedeutet, daß wir die Rahmenbedingungen von Gesundheit, die durch Organisationen geschaffen werden, aktiv gestalten müssen. Diese Orientierung erfordert, daß die Initiatorinnen und Betreiber solcher Projekte spezifische Umsetzungs-
strategien wählen müssen, die sich radikal von traditionellen,
personenbezogenen Gesundheitsprogrammen unterscheiden.
Wir sind es gewohnt, Personen und Gruppen anzusprechen, zu
motivieren und zu schulen, nicht jedoch Organisationen. Die
Etablierung von Gesundheitsförderung bedarf innovativer organisatorischer Lösungen. Es gilt, komplexe Projekte in und
zwischen Organisationen zu managen, neue Ausbildungs- und
Forschungseinrichtungen zu gestalten und das Kriterium Gesundheit in die Entscheidungsprozesse etablierter Systeme einzuführen. Diese Entwicklung ist verbunden mit einem wachsenden Bedarf an organisationsbezogenen Qualifikationen. Es
gehört zu den notwendigen Kompetenzen von Gesundheitsförderern, die Dynamik von sozialen Systemen besser zu verstehen und Veränderungsprozesse in Organisationen anregen
zu können.

Dieses Buch erörtert die Verknüpfung von Organisationsentwicklung und Gesundheitsförderung. Es beschreibt einige Dimensionen von Organisationsentwicklung und markiert Bedingungen, unter denen soziale Systeme in Richtung auf Gesundheitsförderung entwickelt werden können. Das Ziel ist, Be-
wußtsein und Aufmerksamkeit dafür anzuregen, Veränderungsprozesse in Organisationen differenziert zu beobachten, zu analysieren und zu verstehen. Projekte sind sehr bewährte Instrumente der Organisationsentwicklung geworden, und zahlrei-
che Gesundheitsförderungsprogramme sind projektförmig organisiert. Daher werden die Grundlagen des Projektmanagements mit Bezügen zu einzelnen beispielhaften Gesundheitsförderungsprojekten vorgestellt. Das letzte Kapitel ist ganz einer Fallanalyse gewidmet.

Mit diesem Produkt wollen wir einen Beitrag zur Professionalisierung von Gesundheitsförderung leisten, indem wir notwendige Veränderungen im Rollen- und Qualifikationsprofil von Gesundheitsförderern deutlich machen.

Das Buch wendet sich an:

* Leiterinnen und Koordinatoren von Gesundheitsförderungsprojekten;
* Entscheidungsträgerinnen in politischen Institutionen, Wirtschaftsorganisationen, Sozialversicherungen, Einrichtungen der Krankenversorgung, Bildungsinstitutionen und in der Verwaltung, die für die Initiierung von Gesundheitsförderungsprojekten verantwortlich sind;
* Leitungskräfte in allen Organisationen, für die Gesundheitsförderung ein attraktives Vehikel zur Entwicklung ihrer Organisation sein kann;
* Fachleute der Organisationsentwicklung und der Organisationsberatung, die an Gesundheitsförderung interessiert sind.

Erfahrungen mit Organisationsentwicklung und Projektmanagement in unterschiedlichen Arbeitsfeldern bilden den professionellen Hintergrund der Autoren. Sie haben über viele Jahre Führungskräfte trainiert und Projekte beratend begleitet. Sie sind am IFF, einem Institut für Interdisziplinäre Forschung und Fortbildung, als Leiter und wissenschaftlicher Konsulent der Abteilung "Gesundheit und Organisationsentwicklung" tätig. Das wissenschaftliche Programm dieser universitären Einrichtung bezieht sich auf den wachsenden Bedarf an Organisationskompetenz von Leitungskräften und Expertinnen im Feld der öffentlichen Gesundheit. Die Frage, wie Lernprozesse von Individuen und Gruppen sinnvoll auf Organisationen bezogen und Prozesse des organisatorischen Wandels in Non-profit-Organisationen fachlich unterstützt werden können, steht im Zentrum unserer Forschungs- und Entwicklungsarbeit. In Kooperation mit der WHO-Europa werden vom IFF seit einigen Jahren Trainings in Projektmanagement für Gesundheitsförderung durchgeführt und forschend begleitet. Seit 1993 fungiert das IFF als WHO-Kooperationszentrum für Training und Organisationsentwicklung für Gesundheitsförderung.

Die wissenschaftlichen Grundlagen dieser Arbeit beziehen sich auf neue Entwicklungen der Organisationstheorie, die verschiedene sozialwissenschaftliche Traditionen, wie Aktionsforschung, Gruppendynamik und Organisationsentwicklung, integriert. Erkenntnisleitend sind vor allem neuere Entwicklungen in der soziologischen Systemtheorie und praktische Erfahrungen mit einem systemischen Ansatz in der Organisationsberatung.

Wir haben uns bemüht, die theoretischen Ausführungen auf jenes Maß zu beschränken, welches uns für die praktische Anwendung notwendig und sinnvoll erscheint. Das Buch liefert also keinen generellen Überblick über die Systemtheorie oder Ansätze der Organisationsentwicklung, sondern bezieht sich in erster Linie auf jene organisationstheoretischen Aspekte, die zur Umsetzung von Gesundheitsförderung relevant sind. Die meist vorfindbare Kluft zwischen Sozialwissenschaft und sozialer Praxis ist als grundlegende Schwäche von beiden zu sehen. Erfolgreiche Organisationsentwicklung basiert notwendig auf solider Theorie; eine solche Theorie muß jedoch nicht allein wissenschaftlichen Standards genügen, sondern auch für Praktiker brauchbar sein. Wir haben uns bemüht, diese Kluft ein Stück weit zu überbrücken, und bewußt das Risiko in Kauf genommen, daß Wissenschaftlerinnen ihre Standards zu wenig berücksichtigt finden und Praktiker nach detaillierteren Rezepten verlangen könnten. Ähnlich wie in den IFF-Trainingsprogrammen geht es nicht darum, fertige Rezepte für Organisationsentwicklung zu liefern, sondern darum, ein solides Verständnis von Organisationsdynamik zu schaffen und vor allem die Fähigkeit zu fördern, situativ angemessene Strategien zu entwickeln.

Wir möchten Kolleginnen und Kollegen aus unterschiedlichen Kontexten unseren Dank ausdrücken: Wir danken für die gemeinsame Arbeit an der Theorieentwicklung über Organisationen und für die gemeinsame Erfahrung in der Beratung von Projekten: Alfred Janes, Herbert Schober, Monika Veith, Michael Schulte-Derne und Rudolf Wimmer. Jürgen M. Pelikan, Peter Nowak, Karl Krajic, Hubert Lobnig vom Ludwig Boltzmann-Institut für Medizin- und Gesundheitssoziologie (WHO-Kooperationszentrum für Gesundheitsförderung und Krankenhaus) haben mit uns an der theoretischen Verknüpfung von Gesundheitsförderung und Organisationsentwicklung gearbeitet. Das von dieser Forschergruppe betreute Wiener WHO-Modellprojekt "Gesundheit und Krankenhaus" hat eine hervorragende Möglichkeit für die praktische Erprobung dieses Ansatzes geboten. Wir danken Ilona Kickbusch, Lowell Levin, Bo Pettersson und Erio Ziglio als Expertinnen und Experten in und um die WHO für ihre wertvollen Ideen und Kommentare. Unserem Kollegen Andreas Heller möchten wir für die fachliche Unterstützung bei der Herausgabe dieser Publikation danken.

Ralph Grossmann, Klaus Scala und Dagmar Untermarzoner

1. Gesundheit wird durch Organisationen geschaffen

Organisationen bilden im Alltag sehr relevante Umwelten für Menschen, physisch ebenso wie sozial. Die meisten Menschen arbeiten in Organisationen, und alle wesentlichen Alltagsabläufe sind von der Auseinandersetzung mit großen Organisationen, etwa Schulen, Banken, Ämtern, Betrieben und Krankenhäusern, bestimmt. Auch andere gesundheitsrelevante Settings wie Gemeinden und Regionen stellen hochkomplexe Netze von organisierten sozialen Systemen dar.

Ebenso werden die Entscheidungen über die Gestaltung von physischen und sozialen Umwelten der Menschen in organisierten Kontexten wie Politik, Verwaltung, Wirtschaftsorganisationen, Parteien und Verbänden getroffen. Die Bedingungen für Gesundheit sind daher ohne Verständnis für die innere Entwicklungsdynamik von Organisationen und das Verhältnis von Organisationen zueinander nicht erfaßbar.

Organisationen sind die Gesundheitserzieher Nummer eins

Der Einfluß von Organisationen wie z.B. von Betrieben auf die Gesundheit der Beschäftigten ist ein gut etablierter Forschungsgegenstand. Mehrere Disziplinen wie Arbeitsmedizin, Arbeits- und Organisationspsychologie und eine interdisziplinär angelegte Streßforschung haben der Gesundheitsförderung eine solide Grundlage geliefert und Handlungsbedarf für Organisationsentwicklung dokumentiert (Badura et al. 1987, Badura/Kickbusch 1991, Frese 1985, Theorel 1991, Williams/House 1991).

15

Organisationen verwalten nicht nur materielle Ressourcen und nehmen direkt Einfluß auf die Gesundheit ihrer Mitglieder, sie entfalten auch große Sozialisationskraft nach innen und außen. Sie stellen Denk- und Verhaltensmuster bereit und bilden Werte aus, die hohe Verbindlichkeit für Mitglieder und Klienten haben. Den Werten und Normen, die in ihnen gelten, kann sich der einzelne nicht entziehen. Sie haben Gewicht und verkörpern gesellschaftliche Autorität. Auch das Verhältnis zur eigenen Gesundheit und gesundheitsrelevante Werte werden auf diese Weise geformt (siehe Abb. 1).

So sind Organisationen implizit Gesundheitserzieher ihrer Mitarbeiter. Der faktische und kulturelle Umgang mit der Gesundheit von Mitarbeiterinnen am Arbeitsplatz wird nicht allein in der Organisation wirksam, sondern beeinflußt nachhaltig die Grundeinstellungen und Verhaltensweisen der Mitarbeiter auch außerhalb der Arbeit. So hängen beispielsweise die Ernährungsgewohnheiten von Menschen zu einem guten Teil davon ab, was in der Kantine am Arbeitsplatz angeboten wird und wie Essenspausen geregelt sind, d.h. welchen Stellenwert Ernährung und Erholung in der jeweiligen Organisationskultur haben.

Organisationen beeinflussen darüber hinaus stark die Ansprüche und Erwartungen ihrer Klientinnen oder Kunden. Die Arbeitsweise eines Krankenhauses bestimmt nicht allein das Gesundheitsbewußtsein der Mitarbeiter, sondern auch der Patienten und deren Angehöriger. Die Schule beeinflußt die Einstellungen zur Gesundheit nicht nur durch Unterricht, sondern wesentlich auch durch arbeitsorganisatorische und soziale Strukturen und implizite Wertvermittlung. Unternehmen beeinflussen gesundheitsbezogene Arbeitsweisen durch Arbeitsbedingungen, aber auch durch Produkte und ihre Vermarktung.

Diese durch die jeweilige Organisationskultur vermittelten Einflüsse auf das Gesundheitsbewußtsein und Gesundheitsverhalten wirken zweifellos nachhaltiger als Gesundheitserziehungsprogramme.

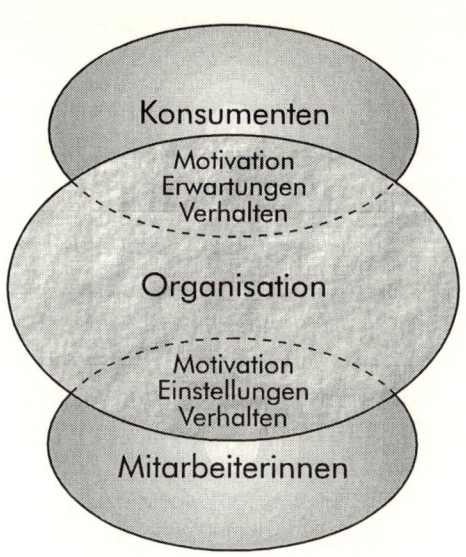

Abb. 1: Organisationen sind die wirkungsvollsten
Gesundheitserzieher.

Soziale Unterstützung im Alltag

Soziale Unterstützung im Umgang mit Gesundheitsbelastungen
und Krankheiten hat in der Gesundheitsförderung einen hohen
Stellenwert. Sie kann am wirkungsvollsten in jenen Organisationen und sozialen Systemen realisiert werden, in denen sich
die Menschen alltäglich bewegen. Die sozialwissenschaftlichen
Konzepte der sozialen Unterstützung haben mit dem Konzept
der Gesundheitsförderung die Orientierung an den notwendigen Ressourcen für Gesundheit gemeinsam. Darunter werden
die persönlichen und situativen Möglichkeiten verstanden, Belastungen, Einschränkungen und Risiken angemessen zu be-
gegnen. Die Möglichkeit, auf Arbeitssituationen und Entscheidungsstrukturen Einfluß zu nehmen, spielt hier ebenso eine

Rolle wie die Unterstützung durch Vorgesetzte oder kollegiale Netzwerke oder Angebote von Lebensstilprogrammen (Badura et al. 1987, Hurrelmann 1989, Frese 1985, Groskurth 1979).

Gesundheitsförderungsprojekte können hier an den bereits bestehenden Beziehungen und Kontakten in den Organisationen ansetzen, sie müssen nicht in einem neuen Milieu aufgebaut werden. Dies macht es aber notwendig, daß primär die Kommunikations- und Handlungsstrukturen der sozialen Systeme als Arbeitsgegenstand von Gesundheitsförderungsprogrammen gesehen werden und nicht die Verhaltensweisen einzelner Mitarbeiterinnen. Die Erfahrungen aus organisationsbezogenen Projekten in Schulen, Krankenhäusern und Betrieben zeigen, daß es eine außerordentlich lohnende Investition ist, an bereits bestehenden Strukturen sozialer Unterstützung anzusetzen und sie in Richtung gesundheitsförderlicher Infrastrukturen zu entwickeln (Pelikan/Demmer/Hurrelmann 1993).

Die große Bedeutung von Organisationen für die Gesundheit macht deutlich, daß die Gesundheitsthematik primär als systemabhängiges und kontextbezogenes Problem zu betrachten ist. Dies macht auch die Grenzen der individuellen Bewußtseinsbildung und Verhaltenssteuerung sichtbar. Diesem empirischen und zugleich plausiblen Zugang steht aber eine weit verbreitete Individualisierung von Gesundheitsproblemen gegenüber. Sie hat ihre Wurzeln einerseits in der Medikalisierung und Therapeutisierung von Gesundheitsproblemen, andererseits in der hochgradigen Spezialisierung von Organisationen in unserer Gesellschaft (siehe Kap. 3).

Gesundheit und ihr Platz in Organisationen

Organisationen schaffen die Bedingungen für Gesundheit, aber Gesundheit ist zumeist nicht ihr Geschäft. Zwar müssen alle großen Institutionen – wie Organisationen der Krankenversorgung, Betriebe und Schulen – als einflußreiche Umwelten für die Gesundheit ihrer Mitarbeiterinnen und Klienten verstanden werden, aber die Ziele und Aufgaben dieser Organisationen folgen primär einer anderen Logik als jener der Gesundheitsförderung. Unternehmen müssen danach trachten, auf dem Markt wettbewerbsfähig zu sein, Schulen haben die Aufgabe, Schüler zu qualifizieren und zu selektieren, und Krankenhäuser sind auf die kurative Versorgung ihrer Patienten ausgerichtet. Die professionellen Aufgaben sind an diesen Funktionen orientiert; sich an seinem Arbeitsplatz um die eigene Gesundheit zu kümmern, ist nicht Teil der Berufsrolle.

Vor diesem Hintergrund wird verständlich, daß Organisationen die Tendenz haben, die Gesundheitsproblematik auszuklammern und an Organisationen wie Krankenversicherungen sowie an die Betroffenen zu delegieren (Grossmann 1985, 1991, Grossmann et al. 1989). Somit wird es zu einem Kernproblem in der Umsetzung von Gesundheitsförderung, sich zu den jeweiligen Organisationszielen in Beziehung zu setzen und Anknüpfungspunkte für Gesundheitsförderung ausfindig zu machen. Pointiert ausgedrückt heißt das, daß Gesundheitsförderung der jeweiligen Organisation dabei helfen muß, genuine Probleme zu lösen. Gesundheitsförderung im Betrieb kann sich etablieren, wenn sie dazu beiträgt, Fluktuationsraten zu senken, Versicherungskosten zu reduzieren oder Motivationsprobleme zu bearbeiten. Gesundheitsförderung in der Schule wird erfolgreich sein, wenn sie eine Antwort auf psychosoziale Probleme und psychosomatische Leiden von Lehrern und Schülerinnen geben kann. Gesundheitsförderung im Krankenhaus wird sich an den Personalproblemen in der Pflege bewähren müssen, und ihr Erfolg wird davon abhängen, ob sie einen Stellenwert im Rahmen der wachsenden Konkurrenz zwischen den Krankenhäusern bzw. im Verhältnis zwischen Krankenhäusern und anderen Anbietern gewinnen kann.

Wir leben in einer Welt von spezialisierten Organisationen

Charakteristisch für die moderne Gesellschaft ist ihr hoher Organisationsgrad. Ihre innere Dynamik ist geprägt von einem komplexen Miteinander und Gegeneinander von Organisationen. Für Leistungen, die zu erbringen, und Probleme, die zu lösen sind, haben sich Professionen und Organisationen herausgebildet. Bestehende Professionen und Organisationen haben bestimmte Aufgaben, für die allein sie zuständig und auf die sie ausgerichtet sind. Sie nehmen daher nur jenen Ausschnitt der Wirklichkeit wahr, der für die Bearbeitung ihrer spezifischen Aufgabe nötig ist (siehe Abb. 2). Alles andere existiert, grob gesprochen, für die Organisationen nicht (Willke 1989, Wimmer 1989, Mayntz et al. 1988).

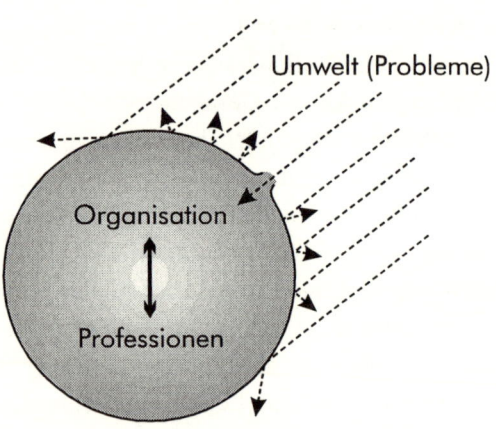

Abb. 2: Organisationen und Professionen nehmen nur jenen Ausschnitt der Umwelt bzw. jene Probleme wahr, die für die Bearbeitung ihrer spezifischen Aufgaben notwendig sind.

Das bedeutet auch, daß Probleme und Aufgaben, für die es keine Organisationen gibt, nicht organisiert in der Gesellschaft bearbeitet werden können. Neuartige Umwelt- und Gesundheitsprobleme mögen zwar von einzelnen, ja vielleicht sogar von vielen Menschen als Probleme erkannt werden. Von den relevanten Organisationen jedoch werden sie erst wahrgenommen, wenn sie integrierter Bestandteil interner Entscheidungsprozesse sind und Ressourcen dafür eingesetzt werden. Organisationen können sich nur mit neuen Problemen beschäftigen, wenn ihre internen Strukturen darauf eingestellt sind. Das erfordert im Fall der Gesundheitsförderung die Ausdifferenzierung von professionellen Rollen und die Verankerung von Gesundheitsförderung in Satzungen und Budgets.

2. Die Ottawa Charter – ein Konzept zur Organisationsentwicklung

"Gesundheitsförderung zielt auf einen Prozeß, allen Menschen ein höheres Maß an Selbstbestimmung über ihre Gesundheit zu ermöglichen und sie zur Stärkung ihrer Gesundheit zu befähigen" (Ottawa Charter for Health Promotion 1986). Das Konzept der Gesundheitsförderung wurde in der industrialisierten Welt geboren und von der Weltgesundheitsorganisation als eine zentrale Strategie zum Erreichen der Politik "Gesundheit für alle bis zum Jahr 2000" eingeführt (WHO 1991).

Auf der ersten internationalen Gesundheitsförderungskonferenz in Ottawa 1986 wurde die "Ottawa Charter für Gesundheitsförderung" verabschiedet. Dieses Dokument hat weite Verbreitung gefunden und in vielen Disziplinen, sozialen Bewegungen und praktischen Experimenten Wurzeln geschlagen. Es hat den Aktivitäten der Gesundheitsförderung eine neue Richtung gewiesen (Kickbusch 1990). Die Ottawa Charter betont die Bedeutung der grundlegenden Lebensbedingungen und Ressourcen als Voraussetzungen für Gesundheit. Friede, Behausung, Erziehung, Nahrung und Einkommen werden für die Gesundheit als unentbehrlich erkannt. Dies bringt Gesundheitsförderung zurück zu ihren Wurzeln im wissenschaftlichen und politischen Public Health-Konzept. Die Ottawa Charter war auch das erste WHO-Dokument, das ein stabiles Ökosystem als Grundlage der menschlichen Gesundheit formuliert hat.

Die Charter skizziert eine umfassende Strategie für Gesundheitsförderung auf fünf sich wechselweise beeinflussenden Aktionsebenen, die das ganze Spektrum des neuen Gesundheitsverständnisses abstecken:

* Eine gesundheitsförderliche Gesamtpolitik entwickeln
* Gesundheitsförderliche Lebenswelten schaffen

* Gesundheitsbezogene Gemeinschaftsaktivitäten unterstützen
* Persönliche Kompetenzen entwickeln
* Gesundheitsdienste neu orientieren

Die einzelnen Punkte machen deutlich, daß Gesundheitsförderungsaktivitäten in viele Bereiche des sozialen Lebens und
in viele Sektoren hineinreichen. Aus der Sicht der Organisationsberatung kann die Ottawa Charter auch als ein Organi-
sationsentwicklungsprogramm gelesen werden. Sie definiert
Gesundheitsförderung als ein Programm sozialer Veränderung,
das die Weiterentwicklung von Organisationen ebenso umfaßt
wie die Entwicklung persönlicher Kompetenzen. Im folgenden
wollen wir diese Perspektive des Dokuments deutlich machen.

Entwickeln einer gesundheitsförderlichen Gesamtpolitik

Diese Umorientierung von einer öffentlichen Gesundheitspolitik
(public health policy) zu einer gesundheitsförderlichen Gesamtpolitik (healthy public policy) rückt politische Entscheidungen
ins Zentrum der Aufmerksamkeit. Es gilt, das Kriterium Gesundheit in die Entscheidungen der unterschiedlichen politischen Sektoren einzuführen (Evers et al. 1990). Gleichzeitig
kann Gesundheitsförderung selten von einem Sektor allein realisiert werden. Eine konsequente Nichtraucherpolitik betrifft die
Gesetzgebung, die Werbung, den Handel, die Medien, die Tou-
rismusbranche und den öffentlichen Verkehr und braucht Unterstützung vom Wissenschafts- und Bildungssektor. Diese
Art der Politikkoordination wird als Organisationsaufgabe häufig unterschätzt. Intersektorale Kooperation verlangt eine eigenständige Basis; es müssen Strukturen und Verfahren der Abstim-
mung geschaffen und fachliche und materielle Ressourcen eingesetzt werden, um diese Koordinationsaufgaben wahrnehmen zu
können. Eine solche problemorientierte Politikstrategie (issue

policy) unterscheidet sich deutlich von einer sektoralen Politik. Gesundheitsförderung verlangt nach einer so verstandenen Politikkoordination (Bunton 1992).

Dieser Ansatz gilt auch für Gesundheitsförderungsprogramme in Organisationen. Auch hier geht es um die Hereinnahme von Gesundheitsthemen in relevante Entscheidungsprozesse, um die Verknüpfung unterschiedlicher Expertisen, um die Beteiligung verschiedener Abteilungen und Gruppierungen innerhalb der Unternehmung. Ein Gesundheitsförderungsprojekt in einem Automobilkonzern kann nicht allein im Zuständigkeitsbereich des Betriebsarztes oder des Sozialreferats geführt werden, sondern muß unter Verantwortung des Topmanagements und mit Beteiligung des Personalwesens, der Produktionsabteilung, des Einkaufs und des Betriebsrates stattfinden.

Gesundheitspolitische Leitlinien zu formulieren, quantifizierbare Erfolgskriterien zu benennen und konkrete Zielvereinbarungen zu treffen, sind wichtige Instrumente der Organisationsentwicklung.

Gesundheitsförderliche Lebenswelten schaffen

Die Forderung nach gesundheitsförderlichen Lebenswelten bezieht sich sowohl auf die Qualität der Umwelt in Gemeinden, Städten und Regionen als auch auf die physische und soziale Umwelt der Menschen in Organisationen. Managementfunktionen sind bei der Herstellung unterstützender Lebenswelten in allen sozialen Systemen gefragt. Die Qualität der Umwelt wird durch Entscheidungen von nationalen oder lokalen Regierungen, aber auch von Managemententscheidungen in Wirtschaftsunternehmen und öffentlichen Einrichtungen hergestellt. Entscheidungskompetenz und Verantwortung liegen nicht nur im Bereich eines Sektors – die Umwelt ist das Resultat einer mehr oder weniger erfolgreichen Koordination zwischen den

Sektoren. Da jeder dieser Sektoren seine eigenen Ziele verfolgt, ist die Organisation einer tragfähigen Kooperation eine anspruchsvolle Managementaufgabe (Sundsvall Statement on Supportive Environments for Health 1991).

Gesundheitsbezogene Gemeinschaftsaktivitäten unterstützen

Der Einfluß von Bürgerbeteiligung auf die Gesundheit ist gut dokumentiert. Das Engagement für Gesundheitsthemen ermutigt die Menschen, auf die Bedingungen ihrer Gesundheit Einfluß zu nehmen, und ist daher an sich schon ein gesundheitsförderliches Unterfangen. Gemeinschaftsaktivitäten müssen durch passende Infrastrukturen unterstützt werden.

Das erfordert ein ganz anderes Herangehen, als es bei einer informationsorientierten Gesundheitserziehung oder bei "top down" angelegten Kampagnen üblich ist. Auch Organisationsentwicklungsprojekte müssen in unserem Verständnis versuchen, unterschiedliche Kräfte einer Organisation (Management, Expertinnen, Mitarbeiter) an der Entwicklung zu beteiligen und dafür geeignete Strukturen zu schaffen.

Tragfähige Vernetzungen herzustellen, ist ebenfalls ein zentrales Thema in den meisten Gesundheitsförderungsprojekten, wie etwa im internationalen WHO-Projekt "Gesunde Städte" (Tsouros 1991, Conrad 1993). Selbsthilfegruppen, Konsumenteninitiativen, Aktionskomitees folgen einer anderen Logik als die Gemeindeverwaltung und haben ganz andere Muster, ihre Kommunikation zu organisieren. Dennoch müssen beide Seiten miteinander verhandeln können. Sie müssen Informationen austauschen, Ziele formulieren und diskutieren und Subventionen aufteilen. Dies beinhaltet einen Organisationsentwicklungsprozeß für beide Seiten in ihrer jeweiligen Kultur.

Persönliche Kompetenzen entwickeln

Die Ottawa Charter zielt hier einerseits auf die Aneignung von Gesundheitswissen und Bewältigungsstrategien und andererseits darauf, die Abhängigkeitsstruktur von Patientenrollen aufzubrechen sowie Autonomie und Eigenverantwortung zu stärken. Damit sind auch neue Anforderungen an die Fachleute und die Arrangements des Lernens gesetzt.

Der Umgang mit Problemen des Bewegungs- und Stützapparats erfordert einerseits Gelegenheit zu körperlicher Entspannung und Kräftigung, andererseits Kenntnisse und Möglichkeiten der Betroffenen, auf besonders belastende Arbeitssituationen Einfluß zu nehmen. Es braucht die Möglichkeit, die Erfahrungen der Beschäftigten in die Gestaltung von Arbeitsplätzen einzubringen.

Ein solches Verständnis von Lernen und Bewältigung stellt auch die Bildungsinstitutionen vor neue Aufgaben. Dies impliziert Veränderungen auf der Ebene der Organisation der Bildungsinstitutionen: die Umstellung der Programme, der Öffentlichkeitsarbeit, das Engagement neuer Referenten und mitunter auch eine Umorientierung in der Methode der Vermittlung und Aneignung. Die Vermittlung von Gesundheitswissen, Copingtechniken und sozialer Kompetenz muß verknüpft werden. Dies ist im Rahmen von organisationsbezogenen Gesundheitsförderungsprojekten leichter zu realisieren als durch isolierte Bildungsveranstaltungen (Breitwieser/Donauer/Elsigan/Grossmann 1991).

Gesundheitsdienste neu orientieren

Auch wenn das Krankenversorgungssystem auf Therapie spezialisiert ist, so verfügt es gleichzeitig über ein enormes Potential, Gesundungsprozesse zu unterstützen und Prävention zu betreiben. Gesundheitsförderung ist gerichtet auf die Entmedikalisierung des Gesundheitsthemas, aber sie zielt auch darauf, das Gesundheitspotential des Krankenversorgungssystems zu nützen. Praktisch heißt das, Ärzte und andere Gesundheitsberufe als Fachressource in Gesundheitsförderungsprojekte einzubeziehen. Es bedeutet aber auch, die Institutionen der Krankenversorgung selbst weiterzuentwickeln, neue Dienstleistungen – z.B. im Umgang mit chronischen Krankheiten oder in der prä- und postoperativen Betreuung von Patienten – anzubieten oder die Rolle des Krankenhauses als Gesundheitszentrum in der Region zu forcieren.

Das verlangt aber auch, die Krankenhäuser, Kurheime und Rehabilitationszentren zu gesundheitsförderlichen Arbeitsumwelten für die Beschäftigten zu machen. In dieser Hinsicht hat das "Gesundheitssystem" auch quantitativ eine große Bedeutung. In den Krankenversorgungseinrichtungen Deutschlands sind beispielsweise mehr Menschen beschäftigt als in der Automobilindustrie.

Eine solche Neuorientierung der Gesundheitsdienste ist ein anspruchsvoller Organisationsentwicklungsprozeß. In der Praxis bedeutet die Umsetzung von Gesundheitsförderung eine einschneidende Veränderung der Strukturen, der Arbeitsabläufe, der Finanzierung und der Qualifizierung des Personals. Die Zusammenarbeit unter den Professionellen muß reorganisiert, ein neues Netzwerk von Kooperationen aufgebaut werden. Professionelle Rollen müssen an neue Anforderungen angepaßt werden. Das "International Network of Health Promoting Hospitals" der WHO-Europa wurde mit diesen Zielsetzungen initiiert und soll dazu beitragen, daß sich Krankenhäuser zu gesundheitsförderlichen Umwelten für Beschäftigte und Patienten entwickeln (Krajic et al. 1993, Pelikan et al. 1993).

3. Gesundheitsförderung als Intervention in soziale Systeme

Gesundheitsförderung ist eine anspruchsvolle Intervention in die Gesellschaft. Der Erfolg wird entscheidend von einer genauen Kenntnis und einer präzisen Einschätzung der Strukturen und der Dynamik der Systeme abhängen, mit denen man es zu tun hat. Gesundheitsförderungsprogramme und Projekte treffen immer auf ein komplexes, meist schwer erkennbares Netz von sozialen Strukturen, in denen die Ressourcen und Energien bereits verteilt und gebunden sind. Eine Veränderung an einem Knoten des Netzes betrifft alle anderen Teile. Eine Erhöhung des Gesundheitsbewußtseins der Beschäftigten wird nicht ohne Auswirkung auf die Arbeitsbedingungen bleiben, eine Veränderung der Arbeitsbedingungen hat Rückwirkung auf die Arbeitsorganisation und die Leitungsstruktur.

Dabei ist jedoch auf die fundamentale Differenz von komplexen Maschinen und komplexen sozialen Systemen zu achten. Modelle der Planung und Steuerung von technischen Systemen sind auf soziale Systeme nicht anwendbar. Soziale Systeme sind keine "trivialen Maschinen", deren Operationen vorhersagbar und kontrollierbar sind (von Foerster 1985).

Intervention

Gesundheitsförderung als eine soziale Intervention unterscheidet sich grundsätzlich vom medizinischen oder militärischen Begriff der Intervention.

In der Sprache der Organisationsberatung versteht man unter Intervention eine "zielgerichtete Kommunikation zwischen Individuen oder sozialen Systemen, welche die Autonomie des intervenierten Systems respektiert. Zielgerichtet ist eine Kommunikation dann, wenn eine bestimmte Wirkung beim Kommunikationspartner in das Kalkül der Kommunikation einbezogen ist." (Willke 1987, S. 333, 1992)

Wenn wir die innere Dynamik von sozialen Systemen in Rechnung stellen, kann eine Intervention nie zur Gänze vorausgeplant oder ihre Wirkung vorausgesagt werden. Die Entwicklung von sozialen Systemen ist grundsätzlich durch die interne Kommunikation bestimmt. Interventionen können daher nur Anstöße zur Selbstentwicklung sein, abhängig von den Möglichkeiten eines Systems, sie zu verarbeiten. In diesem Sinne ist eine Intervention in ein soziales System dann erfolgreich, wenn sie dazu beiträgt, die eigenständige Wahrnehmungs- und Problemlösungskapazität des Systems zu erhöhen (Lee/Freedman 1984). Dieser Entwicklungsprozeß hat dann begonnen, sobald ein System – sei es eine Organisation oder ein Arbeitsteam – beginnt, etwas wahrzunehmen, was es bisher nicht wahrnehmen konnte.

Die Praxis der Organisationsentwicklung zeigt, daß das Hauptpotential zur Selbstentwicklung von sozialen Systemen darin liegt, die Unterschiede in einem System produktiv zu nutzen: die Unterschiede, an Probleme heranzugehen und sie zu lösen, die Unterschiede in den Arbeitsweisen und Erfahrungshintergründen, die unterschiedlichen Gewohnheiten und Werthaltungen der Mitglieder und Unterschiede, die in den Positionen und der Zugehörigkeit zu verschiedenen Abteilungen begründet sind. Interventionen unterstützen eine Organisation dabei, diese Unterschiede sichtbar und nutzbar zu machen. Auch neue Unterschiede können eingeführt werden, indem die Organisation angeregt wird, neue Erfolgsmaßstäbe für ihre Arbeit zu formulieren, in ihre Entscheidungen neue Kriterien aufzunehmen und sich an neuen professionellen Standards zu orientieren.

Gesundheitsförderung hat unseres Erachtens nur eine Erfolgschance, wenn sie sich eines solchen prozeßorientierten Interventionsverständnisses bedient; Gesundheitsförderung ist auf die Beeinflussung von Kontexten gerichtet, wie gesundheitsförderliche Arbeitsbedingungen, Finanzierungsmechanismen, Qualifizierungsmaßnahmen und Koordinationsleistungen.

Dimensionen sozialer Systeme

Im zweiten Kapitel wurde beschrieben, wie Organisationen das Leben und den Lebensstil von Individuen formen: nach innen als eine wichtige Umwelt und als Gesundheitserzieher der Beschäftigten, nach außen durch die Steuerung der Erwartungen von Kunden und Klienten. Der Einfluß von Organisationen auf das Leben der Menschen ist noch weiter im Wachsen begriffen. Dieser Umstand verlangt ebenso wie die Dynamik der modernen Gesellschaft, daß Professionelle auf dem Gebiet der Gesundheitsförderung sich eine genaue Kenntnis der Charakteristika sozialer Systeme verschaffen. Der Begriff "soziales System" bezeichnet einen abgegrenzten Kommunikationszusammenhang und spezifische Kommunikationsmuster von Gruppen, Teams, Familien, Organisationen, Abteilungen, Gemeinden etc. Im Konzept der neueren soziologischen Systemtheorie (Luhmann 1984, 1986, Willke 1992) besteht ein soziales System nicht aus den Personen, die in ihm arbeiten oder leben, sondern aus den Kommunikationen, die dort stattfinden. Jedes System hat bestimmte Muster, Regeln und spezifische Kommunikationsmedien.

Familien z.B. stützen sich auf direkte Face-to-face-Kommunikation, auf gesprochene Sprache, Mimik und Gesten, während Systeme der Wirtschaft Geld als Kommunikationsmedium benützen, indem sie Preise festsetzen, Rechnungen ausstellen und über den Zahlungsverkehr den Kontakt mit ihrer Umwelt abwickeln. Diese Muster und Medien der Kommunikation bilden den Rahmen, d.h. die Möglichkeiten und Grenzen eines jeden Systems.

Menschen sind nicht Teil eines sozialen Systems, wie es gemeinhin Formulierungen wie "die Mitglieder eines Betriebes" nahelegen. Die Individuen partizipieren an der Kommunikation des Systems. Sie nehmen innen als Beschäftigte, außen als Kunden am "Spiel" teil, das die jeweilige Organisation ausmacht. Als Menschen in ihrer Ganzheit gehören sie zur "Umwelt" des Systems. Ganz offensichtlich gehört der Körper eines Menschen zu keinem sozialen System: Die Beine oder die Zähne der Schüler sind nicht Teil des Systems Schule. Dasselbe gilt jedoch auch für Gedanken und Ideen, solange sie nicht in die Kommunikation des Systems einfließen. Sofern der Lehrer den Schüler nicht nach seinen Gedanken fragt – ein typisches Kommunikationsmuster in Erziehungssystemen –, bleiben diese Gedanken außerhalb des Systems.

Die Regeln und Muster legen fest, wofür das System offen ist und wie Inputs, die aufgenommen werden, im System bewertet und verarbeitet werden. Diese Sichtweise mißachtet nicht den großen Einfluß sozialer Systeme auf das Denken der Menschen (siehe Kap. 1) oder umgekehrt den Einfluß von Personen auf soziale Systeme. Der Blick in der Arbeit mit sozialen Systemen soll lediglich darauf gelenkt werden, wie diese Beeinflussung im Detail zustandekommt.

Es ist uns wichtig, deutlich zu machen, daß Organisationsentwicklung immer ein doppelter Prozeß ist: die Entwicklung von Personen und die Veränderung von Kommunikationsstrukturen. Diese Definition von sozialen Systemen behauptet, wie schon erwähnt, daß Gedanken, Ideen und Visionen von Personen solange keinen Eingang in die soziale Realität finden, als sie nicht in eine Kommunikationsweise transformiert werden, die dem jeweiligen System angemessen ist. Sie müssen in den Regel- und Entscheidungskontext integriert werden. Was sich allein im Kopf einer Führungskraft oder im informellen Gespräch abspielt, besitzt im Systemkontext keine Realität. Die Entwicklung sozialer Systeme hängt an dieser Umwandlung von Gedanken in systemrelevante Kommunikationen (Kaspar 1990).

Die Kunst, organisatorischen Wandel herbeizuführen, hängt großteils von der Wirksamkeit der Methoden ab, die für diesen Umwandlungsprozeß verwendet werden. Projektmanagement etwa ist eine solche Methode (siehe Kap. 7 und 8).

Dieser Hintergrund hilft zu verstehen, warum man in Veränderungsprozessen so oft einen Zwiespalt zwischen dem beeindruckenden Engagement und den fachlichen Ressourcen der betroffenen Personen einerseits und einer ernüchternden Realität auf organisatorischer Ebene andererseits beobachten kann. Gelungene Kommunikation und Kooperation herzustellen, ist aus der Sicht der Systemtheorie eine höchst anspruchsvolle Aufgabe, deren Realisierung eher als Ausnahme angesehen werden muß. Guter Wille reicht dafür nicht aus. Diese Aufgabe, geeignete Arbeitszusammenhänge für gelingende Kooperation zu stiften, wird von Initiatorinnen und Projektkoordinatoren oft unterschätzt.

So haben beispielsweise die Beschäftigten eines Spitals ein klares Wissen darüber, welche Gesundheitsprobleme ihnen durch ihre Arbeitsbedingungen erwachsen. Meist haben sie auch eine Menge guter Ideen und Vorschläge, wie der Krankenhausbetrieb zu verbessern wäre. Das Krankenhaus als Organisation jedoch besitzt häufig keine ausreichenden Instrumente, dieses Ideenpotential aufzugreifen und umzusetzen (Grossmann 1993). Sehr häufig stößt man daher auf Mitarbeiterinnen oder auch Leitungskräfte, die durch entmutigende Erfahrungen gelernt haben, daß Innovationen am Widerstand der Organisation scheitern. Dies war auch die Ausgangssituation beim WHO-Modellprojekt "Gesundheit und Krankenhaus" in der Rudolfstiftung, einem Spital der Gemeinde Wien, das Mitglied des "International Network of Health Promoting Hospitals" der WHO-Europa (Pelikan et al. 1993) ist.

Gesundheitsförderung kommt von außen

Gesundheitsförderung liefert neue Antworten, eröffnet neue Perspektiven und schafft neue Handlungsmöglichkeiten im Interesse der Gesundheit. Doch es hat sich als sehr schwierig erwiesen, diese eindrucksvolle Bewegung so zu organisieren, daß ihre Wirkung tatsächlich an der Veränderung von wichtigen Systemen der modernen Gesellschaft ablesbar wäre.

Gesundheitsförderung muß ihren Platz in Institutionen und Organisationen noch finden. Leute, die die Gesundheitsthematik verstärkt in die Politik, die Verwaltung, die Industrie, die Erziehung und in andere Sektoren zu bringen bemüht sind, treffen oft auf verschlossene Türen. Aufgeschlossene und interessierte Personen findet man bald in jeder Institution, doch nachhaltige Reformversuche geraten leicht ins Stocken. Gesundheitsförderung stellt den Versuch dar, Gesundheit in Organisationen zu einem Thema zu machen, die zu anderen Zwecken geschaffen wurden und für andere Ziele strukturiert sind.

Die Logik der Gesundheitsförderung bedeutet für jede Organisation eine tiefgreifende Störung, da sie nicht den etablierten Denk- und Handlungsmustern entspricht. Strukturen und routinisierte Abläufe der Organisation, ihre Sicht und ihr Kontakt mit der Außenwelt sind auf die Erfüllung einer ganz bestimmten Aufgabe ausgerichtet. Jeder Versuch, eine andere Logik einzuführen und zu integrieren, wird notwendigerweise Widerstände und Konflikte hervorrufen, die bearbeitet werden müssen.

So erscheint es wichtig und vorteilhaft, sich vor Augen zu führen, daß Gesundheitsförderung von einer Außenposition operieren muß, d.h. eben auf Interventionen in soziale Systeme angewiesen ist.

Die Logik der verschiedenen sozialen Systeme

Die moderne Gesellschaft differenziert sich entlang von unterschiedlichen Funktionen, für die sich einzelne Systeme entwickkelt haben, um jeweils eine Funktion im Dienste der anderen zu übernehmen. Die Dynamik der modernen Gesellschaft läßt sich gut mit Hilfe der Differenzen zwischen diesen unterschiedlichen sozialen (Sub-)Systemen beschreiben: Wirtschaft, Politik, Verwaltung, Wissenschaft, Erziehung, Religion, Gesundheit und Familie (siehe Abb. 3).

Diese Systeme – oder Sektoren, wie sie in den Gesundheitsförderungsprogrammen genannt werden – und die ihnen zugehörigen Organisationen sind auf eine komplexe Weise miteinander verknüpft und voneinander abhängig. Gleichzeitig jedoch operieren sie ganz autonom entsprechend ihrer eigenen Entwicklungslogik, sie haben sich deutlich voneinander abgegrenzt. Jedes System hat auch eine eigene typische Sprache ausgebildet. In der Systemtheorie spricht man daher von "operationaler Geschlossenheit" von Systemen. Dieser leicht mißzuverstehende Begriff versucht die Paradoxie von gleichzeitiger Autonomie und wechselseitiger Abhängigkeit verständlich zu machen.

Ein System nimmt jeden Input von außen aus der systemeigenen Perspektive wahr. Systeme der Wirtschaft etwa können die öffentliche Behandlung von Gesundheits- und Umweltthemen nur insoweit registrieren, als sie die Logik erfolgreichen Wirtschaftens tangiert. Das Ansteigen von Krankenständen im Unternehmen oder der Rückgang von Konsumentenzahlen, wenn er mit einem schlechten Umweltimage in Zusammenhang gebracht wird, wird sehr genau registriert. In diesem Punkt ist das System hochsensibel. Die Art und Weise, wie das System darauf reagiert, folgt jedoch konsequent der eigenen, in diesem Falle ökonomischen Logik, ohne die Werte der Außenwelt aufzunehmen.

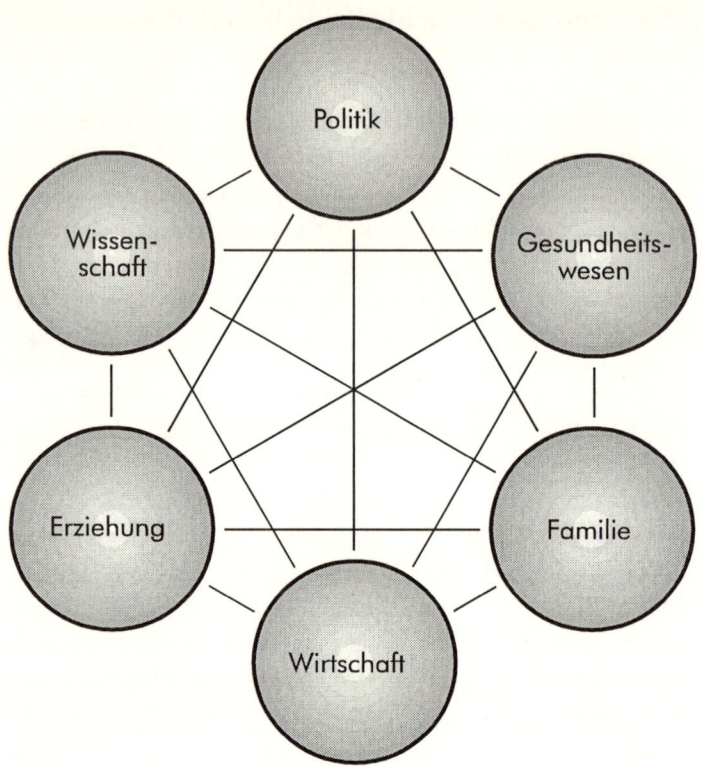

Abb. 3: Funktionale Systeme sind gleichzeitig autonom und hochgradig voneinander abhängig; jedes System folgt seiner Logik und ist mit allen anderen durch enge, aber sehr sensible Anschlußpunkte verknüpft.

Aufgaben und Probleme einer Gesellschaft müssen diesen Systemen zugeordnet werden. Jedes System erfüllt seine spezielle Funktion für die anderen. Neu auftauchende, meist komplexe Probleme können nun nicht mehr einem System zugeteilt werden, sie werden ja auf Grund der spezialisierten Wahrnehmung der Subsysteme von diesen nicht einmal wahrgenommen. Jedes der Systeme hat ein Sensorium allein für die Probleme, die zu lösen seine Aufgabe ist. Dies macht es auch verständlich, warum es für die Gesellschaft so schwierig ist, schnell auf neu entstehende Probleme zu reagieren. Der Umgang mit den modernen Zivilisationskrankheiten hat beispielsweise deutlich gezeigt, daß man zunächst mit dem alten Rezept reagiert: mehr Medizin, auch wenn der Erfolg sehr fraglich ist.

Die Ökologiethematik ist ein gutes Beispiel für ein Problem, für das es noch zu wenig organisationsbezogene Zuständigkeit gibt. Die eng verwandte Gesundheitsproblematik befindet sich in einer noch schlimmeren Situation. Da es nämlich bereits ein hochentwickeltes Krankenversorgungssystem gibt, fälschlicherweise meist Gesundheitssystem genannt, wird die ganze Verantwortung für Gesundheit an dieses System abgeschoben.

Gesundheit hat keinen gesellschaftlichen Ort

Die Organisationen sind gegenwärtig auf Krankheit und ihre Behandlung ausgerichtet. Krankenbehandlung ist besser organisiert und erscheint leichter organisierbar als Gesundheitsförderung. Krankheiten können wissenschaftlich gemessen und exakt beschrieben werden, Institutionen können zu ihrer Behandlung eingerichtet werden. Für die Behandlung, Rehabilitation und Entschädigung von Krankheiten haben sich komplexe, organisatorisch ausdifferenzierte Systeme entwickelt mit definierten Aufgaben, professionellen Rollen, Arbeitsverfahren und Alltagsroutinen sowie Finanzierungs- und Ausbildungsstrukturen, die darauf bezogen sind. Organisationen sind gemacht, um Probleme zu lösen; Krankheit ist ein Problem, Gesundheit nicht (Grossmann/Scala 1991).

Gesundheitsförderung kann keinem speziellen System zugerechnet werden, denn sie wendet sich immer an mehrere Systeme gleichzeitig (siehe Abb. 4). Der erste Schritt dabei ist das Auffinden optimaler Anschlußpunkte bei jedem dieser Systeme, d.h. die sensiblen Zugänge zu identifizieren (WHO 1986).

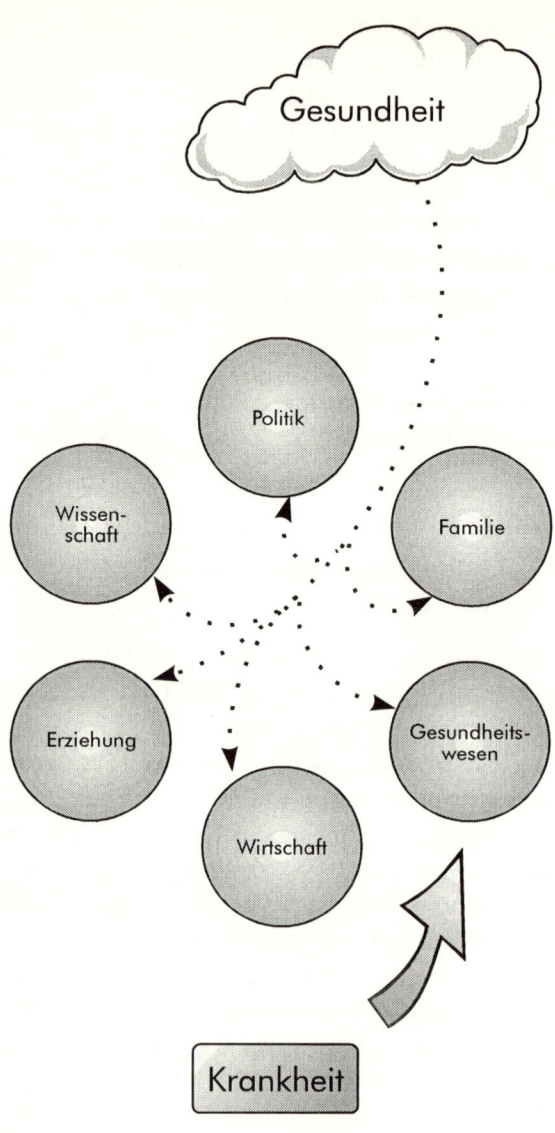

Abb. 4: Kein spezielles System für Gesundheit.
Gesundheit muß in jedes System Eingang finden.

Anschlußpunkte für Gesundheitsförderung

Aus diesen Überlegungen können für die praktische Umsetzung folgende Schlüsse gezogen werden: Anschlußpunkte müssen mit Rücksicht auf die spezielle Eigenart der Organisationen und sozialen Systeme gesucht werden. Jedes System bietet andere Anschlußmöglichkeiten für Gesundheitsförderung, und jedes System muß in einer seiner Systemlogik entsprechenden Weise adressiert werden (Trojan/Hildebrandt 1990).

Die Anschlußpunkte für das Politiksystem etwa unterscheiden sich von denen für das Schulsystem. Um einen Anschlußpunkt zu finden, muß Gesundheitsförderung in der Lage sein, ein Problem aufzugreifen, das in der Organisation bereits vorhanden ist. Das Politiksystem etwa spricht auf die wachsenden Kosten des Krankenbehandlungssystems an. Die politischen Entscheidungen über die Finanzierung von Spitälern stellen die politischen Gremien vor eine kaum zu lösende Aufgabe. Die Kostenexplosion ist außer Kontrolle geraten – ein Problem, das nicht die Medizin lösen wird, da es ein politisches und nicht ein medizinisches Problem ist.

Das Schulsystem wiederum ist empfänglich für Leistungsabfall und vermehrte Verhaltensauffälligkeiten bei Schülern oder auch für die Klagen von Lehrerinnen über Burnout-Syndrome. Hier bietet sich ein Anknüpfungspunkt für Gesundheitsförderung: Eine gesundheitsförderliche Schule verspricht weniger Streß für Schüler und Lehrerinnen und dadurch ein angenehmeres Arbeitsklima, weniger Krankenstände und Frühpensionierungen bei den Lehrkräften.

Die Sozialverwaltung wiederum steht vor dem Problem, wachsende Ansprüche an neue Versorgungsleistungen befriedigen zu müssen. Das Potential der Selbsthilfegruppen und Initiativen kann dazu genützt werden. Das setzt jedoch eine Finanzierungskonzeption voraus, die die Autonomie dieser Gruppen garantiert und der öffentlichen Hand ermöglicht, Qualitätsstandards sicherzustellen. Andererseits stellt die angesprochene Problematik einen guten Anknüpfungspunkt für die Selbsthilfegruppen dar, zu dem etablierten Sozialwesen einen neuartigen Kooperationszusammenhang aufzubauen und so die Ressourcen beider Seiten produktiv zu nutzen.

Ein weiterer Anschlußpunkt sind die professionellen Interessen gesundheitsbezogener Berufsgruppen. Sie zeigen nicht nur Bereitschaft, sondern auch hohes Engagement, neue Aufgaben zu übernehmen. Für eine Reihe von Berufen eröffnet Gesundheitsförderung die Chance, ihr Aufgaben- und Tätigkeitsfeld zu erweitern. Dadurch ist eine nicht zu übersehende Gruppe von Streitern für Gesundheitsförderung entstanden. Betriebsärztinnen, Sozialarbeiter, Psychologinnen, Ernährungsexperten, um nur einige zu nennen, sind sehr daran interessiert, ihre berufliche Entwicklung durch Engagement in der Gesundheitsförderung voranzutreiben.

4. Rollen und Qualifikationen für die Arbeit in der Gesundheitsförderung

Die Weiterentwicklung von bestehenden Organisationen oder das Entstehen neuer Organisationen ist eng mit der Ausdifferenzierung von Berufsrollen verbunden. Spezielle, für die Gesellschaft wichtige Funktionen werden von bestimmten Organisationen wahrgenommen, in denen die dafür qualifizierten Berufe tätig sind. Ärzte arbeiten in Arztpraxen oder Krankenhäusern, Lehrerinnen sind in der Schule anzutreffen und Bauarbeiter in Bauunternehmungen. Jeder Beruf arbeitet in einer Organisation, jede Organisation hat ihre Berufe. Dadurch werden die erbrachten Leistungen nach außen sichtbar und zugänglich. Als Kunde, Klientin oder Patient weiß man, wofür man sich wohin wenden muß. Die Berufe sind durch bestimmte Qualifikationsanforderungen definiert, spezielle Ausbildungen sorgen für die Sicherung professioneller Standards. Die Spezialisierung ist jedoch nicht allein durch Berufe und die dazugehörigen Ausbildungen gegeben, sondern professionelle Rollen werden innerhalb der Organisation im einzelnen definiert. So erfüllen beispielsweise Techniker mit derselben Grundausbildung in einem Industrieunternehmen unterschiedliche Aufgaben und bekleiden unterschiedliche Rollen. Wir haben hier eine Verbindung von Organisation, Rolle und Qualifikation vor uns. Die Definition von Rollen erleichtert es, Arbeitsteilung herzustellen, und schafft Transparenz über die spezifischen zu erwartenden Leistungen.

Die Weiterentwicklung von Gesundheitsförderung hängt zu einem guten Teil davon ab, inwiefern es gelingt, diese Transparenz herzustellen, indem passende organisatorische Strukturen und professionelle Rollen mit entsprechenden Anforderungsprofilen entwickelt werden. Wir sehen jedoch sofort, daß diese Aufgabe für die Gesundheitsförderung ein besonderes Problem darstellt. Wie schon ausgeführt (Kap. 3), können die Agenden für Gesundheit nicht an ein bestimmtes System oder eine bestimmte Organisation delegiert werden. Der Anspruch besteht ja gerade darin, Gesundheit in allen bestehenden Organisationen und Settings als relevante Dimension einzuführen und kein neues, von allen anderen abgekoppeltes System zu schaffen. Ebenso soll Gesundheit als wichtige Dimension in bestehende Berufsrollen Eingang finden. Traditionelle Berufe wie Führungskräfte, Lehrerinnen, Sozialarbeiter, Ärztinnen und andere therapeutische Berufe müssen ihr Handlungsspektrum verändern, wenn sie Gesundheitsförderung in den Zielkatalog ihrer täglichen Arbeit integrieren. Gesundheitsförderung zielt in erster Linie darauf ab, bestehende soziale Systeme und bestehende professionelle Rollen zu verändern und um die Dimension Gesundheit zu erweitern.

Gesundheitsförderung steht also vor einer widersprüchlichen Aufgabe: Auf der einen Seite muß sie für sich eine eigene organisatorische Verankerung und eine qualifizierte professionelle Ausschilderung schaffen, um auf die gesellschaftlichen Bedingungen von Gesundheit Einfluß nehmen zu können. Andererseits muß sie bestrebt sein, in bestehenden Organisationen und Berufen Fuß zu fassen. Verzichtet man auf die Bewältigung dieses Widerspruchs, bleibt es bei Appellen, und es gelingt nicht, Verantwortung für Gesundheit dort zu etablieren, wo die Rahmenbedingungen für Gesundheit hergestellt werden. Aus unserer Sicht wurde dieser Schwierigkeit in der kurzen Geschichte der Gesundheitsförderung bislang zu wenig Aufmerksamkeit geschenkt.

Die Entwicklung von Organisationen geht Hand in Hand mit der Entwicklung professioneller Rollen. Im Falle der Gesundheitsförderung ist jeweils darauf zu achten, welche etablierten Berufsrollen betroffen sind und mit welchen zusätzlichen Kompetenzen und Aufgaben sie ausgestattet werden müssen. Die bisherigen Überlegungen zur Funktion der Gesundheitsförderung in der Gesellschaft lassen es eher zweifelhaft erscheinen, ob die Kreation eines neuen Berufes die ideale Lösung ist. Da Gesundheit ein Thema in allen Sektoren werden soll, sollten die Agenden der Gesundheitsförderung nicht auf einen Beruf beschränkt bleiben, sondern für viele Berufe offenstehen. In bestimmten Fällen wird es sich jedoch als sinnvoll erweisen, auch neue Stellen und Berufsrollen für Personen in Ministerien, Krankenkassen und ähnlichen Organisationen zu schaffen, wenn diese Organisationen sich entschlossen haben, für Gesundheitsförderungsaktivitäten eine neue Zuständigkeit einzurichten (Rosenbrock et al. 1993).

Bislang gibt es kein klar umschriebenes Anforderungsprofil für das Berufsbild des Gesundheitsförderers. Diese Offenheit sollte jedoch nicht dazu führen, daß die erforderlichen Kompetenzen in einem vagen und diffusen Berufsbild verschwimmen. Gerade die Vielzahl der Möglichkeiten, von unterschiedlichen Positionen aus und mit unterschiedlichem professionellen Hintergrund Gesundheitsförderung zu betreiben, verlangt Klarheit und Präzision in der Beschreibung, was zum Handlungsspektrum von Gesundheitsförderung gehört und was nicht.

Die Entwicklung von professionellen Rollen ist nicht nur mit einer Veränderung der Organisationsstrukturen und Kompetenzen verbunden, sondern wirft auch die Frage auf, welcher Qualifikationsbedarf mit der Wahrnehmung von Agenden der Gesundheitsförderung entsteht. Die notwendigen Qualifikationen sollen beschreibbar sein und in Anforderungsprofile umgesetzt werden können. Die Entwicklung von Rollen und Qualifikationen ist sicherlich ein Angelpunkt für die Verankerung von Gesundheitsförderung in privaten und öffentlichen Einrichtungen (Grossmann/Untermarzoner 1994).

Dieser Frage nach Rollenaspekten und Qualifikationsanforderungen soll hier weiter nachgegangen werden. Durchsucht man das breite Spektrum an Möglichkeiten, für die Gesundheitsförderung in professioneller Weise tätig zu werden, und legt dabei die Definition der Ottawa Charter zugrunde, daß Gesundheitsförderung darauf abzielt, "allen Menschen ein höheres Maß an Selbstbestimmung über ihre Gesundheit zu ermöglichen und sie zur Stärkung ihrer Gesundheit zu befähigen", so kristallisieren sich vier Funktionen heraus:

* Wissenschaftliche Expertise in unterschiedlichen gesundheitsrelevanten Disziplinen, wie z.B. Epidemiologie, Ernährungswissenschaft, Risikofaktorenforschung etc. *(expert)*[1]
* Öffentliche Bewußtseinsarbeit und Interessenvertretung *(advocate)*
* Gesundheitstraining und Gesundheitsberatung *(enabler)*
* Projekt- und Organisationsentwicklung *(change facilitator)*

Jede Rolle verlangt unterschiedliche Qualifikationen und umfaßt unterschiedliche Tätigkeiten (siehe Abb. 5).

Das bedeutet nicht, daß sich eine Person auf nur eine Rolle beschränken muß, sondern es macht deutlich, daß verschiedene Rollen unterschiedliche Qualifikationen erfordern.

"Experts" können Wissenschaftlerinnen aus verschiedenen Disziplinen sein. Sie führen Erhebungen durch, verfolgen epidemiologische Entwicklungen, untersuchen Gesundheitsrisiken am Arbeitsplatz,werten ökologische Daten aus, beobachten und evaluieren Projekte und Programme und anderes mehr. Die Arbeit in Gesundheitsförderung und Public Health eröffnet Spezialisierungsmöglichkeiten in unterschiedlichen Arbeitsbereichen und regt vor allem zu interdisziplinärer Zusammenarbeit an. Meist werden naturwissenschaftliche und sozialwissenschaftliche Qualifikationen gebraucht.

---

[1] Wir verwenden im folgenden die englische Kurzbezeichnung, teils aus Gründen der Prägnanz, teils auf Grund der Tatsache, daß einige der englischen Termini bereits einen festen Platz in der Diskussion um die Gesundheitsförderung wie z.B. in der Ottawa Charter gefunden haben.

	Tätigkeiten	Qualifikationen
Expert	Forschen, Publizieren von Gesundheitsberichten, Fachberatung	Wissenschaftliche Expertise auf Gebieten wie Epidemiologie, Medizin, Ernährung etc.
Advocate	Öffentlichkeitswirksame Aktionen, Überzeugen von Entscheidungsträgern, Bewußtseinsbildung	Rhetorik, journalistische Kompetenzen, Interessen wirksam vertreten
Enabler	Fortbildung in Gesundheitsthemen wie Ernährung, Physiotherapie und Bewältigungsstrategien	Spezielle medizinische Kenntnisse, pädagogische Fähigkeiten, psychologische Kompetenz
Change Facilitator	Organisationsentwicklungsarbeit, Aufbau intersektoraler Kooperation, Verhandeln, Schaffen von Infrastrukturen	Soziale Kompetenz, Leiten von Gruppen, Organisationskompetenz, Projektmangement

Abb. 5: Professionelle Rollen der Gesundheitsförderung

"Advocates" haben ihren Arbeitsschwerpunkt in der Information und Aufklärung der Bevölkerung, setzen Aktionen, die die Bewußtseinsbildung fördern, treten als Anwälte benachteiligter Gruppierungen auf, machen Druck auf Politikerinnen und Entscheidungsträger in anderen Organisationen und setzen gezielt die Massenmedien ein. Sie müssen fachlich Bescheid wissen und in der Lage sein, die Bedeutung wissenschaftlicher Erkenntnisse zu erfassen und sie wirksam zu präsentieren.

Zu den "enablers" gehört die Vielzahl der Berufe, die die Menschen mit Angeboten an Trainings und Aktivitäten im Lernen und Bewältigen von Belastungen unterstützen und Bewältigungsstrategien vermitteln. Im Unterschied zu den anderen Rollen arbeiten sie direkt mit den betroffenen Personen und Gruppen. Als Grundqualifikation verfügen sie über ein gesundheitsrelevantes Spezialgebiet, doch brauchen sie für die Arbeit in der Gesundheitsförderung psychologisch-pädagogische Kompetenzen. Diese müssen meist als neue, zusätzliche Qualifikation erworben werden. Es geht hier um die Verknüpfung von Sachkompetenz z.B. in Gesundheitsgymnastik und der Fähigkeit, die Selbstverantwortung der Menschen für ihre Gesundheit zu stärken sowie alternative Umgangsweisen mit dem eigenen Körper zu vermitteln (vgl. Kap. 10).

Die Rolle des "change facilitator" ist mit Organisationsentwicklung befaßt: Aufbauen interdisziplinärer Kooperation, Initiieren, Fördern und Leiten von Projekten etc. Diese Kompetenzen werden nicht im Rahmen von etablierten Berufsausbildungen vermittelt, sie müssen als Zusatzqualifikationen in speziellen, praxisorientierten Lernsettings erworben werden (vgl. Kap. 9). Der Professionalisierung dieser Rolle ist dieses Buch gewidmet.

Diese Rollen und ihre Unterschiede im Auge zu behalten, erweist sich für eine erfolgreiche Arbeit in der Gesundheitsförderung besonders wichtig. Diese Rollendifferenzierung dient nicht dazu, Professionelle in ihren Aktivitäten zu beschränken. Jeder kann Aspekte mehrerer Rollen in seine Arbeit integrieren und dies umso besser, je klarer diese Rollen und Qualifikationen definiert sind (siehe Abb. 6). Erfahrungen in Projekten legen es jedoch nahe, innerhalb eines Projekts unterschiedliche Rollen auch mit unterschiedlichen Personen zu besetzen. Der "advocate", der eine Fabrik wegen gesundheitsgefährdender Arbeitsbedingungen öffentlich attackiert, ist nicht die geeignete Person, um das Management dieser Firma bei einem Gesundheitsförderungsprojekt zu beraten. Beide Rollen, der "advocate" und der "change facilitator" als Berater, sind wichtig, um Gesundheitsförderung zu realisieren.

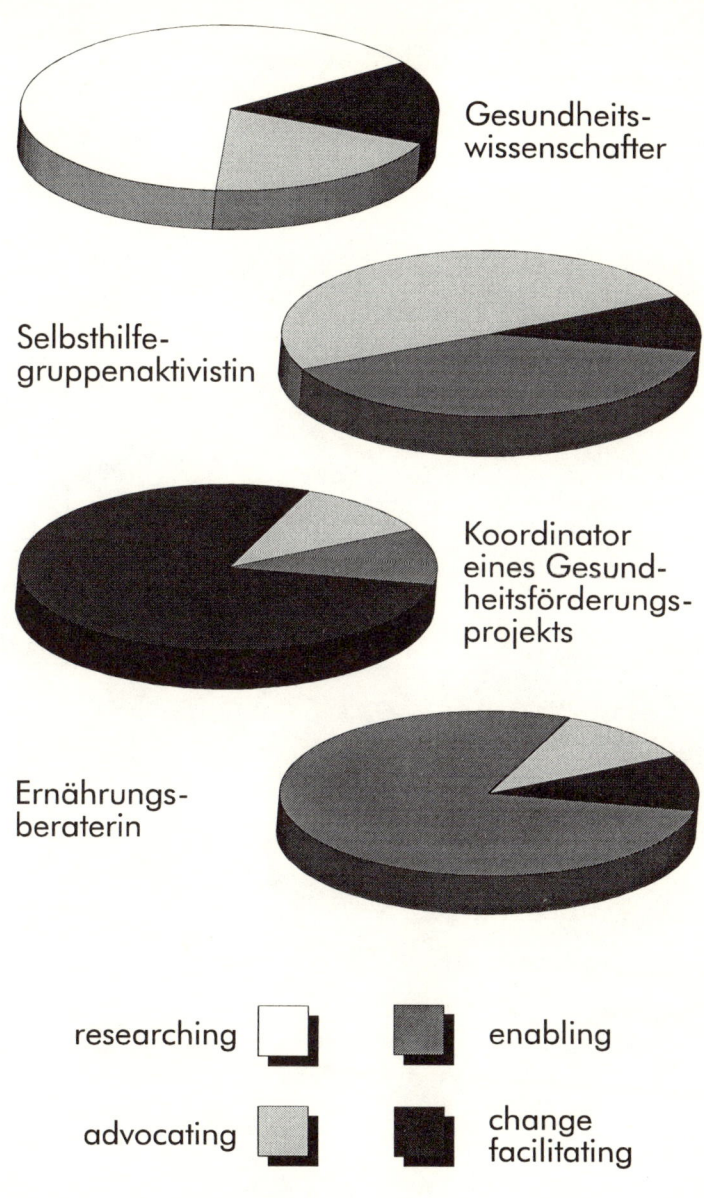

Abb. 6: Rollenaspekte von Professionellen in der Gesundheitsförderung

5. Veränderung durch Entwicklung von Personen und Strukturen

Die Steuerung und das Herbeiführen von geplantem Wandel in Organisationen ist zu einem wissenschaftlichen Thema geworden, und das Know-how, Veränderungsprozesse und Organisationen fachlich zu unterstützen, zu einer eigenen professionellen Identität. Theorie und Praxis haben in den letzten fünf Jahrzehnten eine rapide und faszinierende Entwicklung genommen, die auch in der Gegenwart anhält. Als besonders belebend erweist sich der Umstand, daß es sich hier sowohl um eine Wissenschaft als auch um eine praktische Kunst in der Beratung und Initiierung von organisationsbezogenen Veränderungsprozessen handelt. Die unübliche Verknüpfung von Beratungskunst und Wissenschaft macht jedoch auch die Schwierigkeit in den Bemühungen um die Professionalisierung dieser Disziplin aus.

In ihrer relativ kurzen Geschichte hat sie eine Reihe von unterschiedlichen Ansätzen hervorgebracht. Auslöser war das nachhaltige Scheitern des in der Zwischenkriegszeit entwickelten "Scientific Management", auch unter dem Terminus "Taylorismus" bekannt. Die kritische Auseinandersetzung mit der darin vertretenen mechanistischen Sichtweise von Organisationen hat mit dem Ende des Zweiten Weltkrieges in den USA und in weiterer Folge auch in Europa anwendungsorientierte sozialwissenschaftliche Konzepte hervorgebracht, die in bewußter Abgrenzung vom mechanistischen Paradigma komplexere Modelle von Organisationen und ihrer Veränderung entwickelt haben. Diese Bemühungen – unter Bezeichnungen wie "Human Relations Movement" oder "Aktionsforschung" bekannt geworden – haben in weiterer Folge Organisationsentwicklung als eine eigenständige Disziplin begründet (Sievers 1977, Bennis/Benne/ Chin 1975, Wimmer 1991, Fatzer 1993). In jüngster Vergangenheit sind vor allem von neueren Entwicklungen in der Systemtheorie entscheidende Impulse ausgegangen. Sowohl die systemtheoretisch orientierte Soziologie als auch das Know-how der systemisch orientierten Familientherapie werden gegenwärtig für die Organisationsentwicklung fruchtbar gemacht (Luhmann 1984, 1986, Willke 1987, 1989, Wimmer 1992, Königswieser/Lutz 1992, Simon/Conecta 1992, Gester et al. 1993, Simon 1988, 1990).

Das Verstehen des Phänomens Organisation hat sich im Laufe der letzten Jahrzehnte schrittweise weiterentwickelt, und die vielschichtigen Aspekte der Steuerung von sozialen Systemen sind immer differenzierter aufgegriffen worden. Theorie und Praxis der Organisationsentwicklung können zunehmend mehr Komplexität aufnehmen und verarbeiten. An Hand dieser Entwicklung können hier einige der grundlegenden Schlußfolgerungen aus der Organisationstheorie und den langjährigen Erfahrungen mit Organisationsberatung zusammengefaßt werden (Schein 1984).

Ein soziales System ist keine "Trivialmaschine"

Das Bild, das wir uns von Organisationen machen, bestimmt maßgeblich die Art und Weise, wie soziale Systeme gemanagt und Veränderungen versucht werden. Eine nach wie vor verbreitete Ansicht ist, daß Organisationen lediglich ein Instrument zur Erfüllung bestimmter Aufgaben sind. Eine Organisation ist in dieser Konzeption einer komplizierten Maschine vergleichbar, deren einzelne Teile in genau geplanter Weise ineinandergreifen. Ihre Strukturen werden als Resultat rationaler Planung verstanden und erscheinen daher auch durch rationale Planung veränderbar. Die Wissenschaft übernimmt in diesem Modell den Part, Wissen über neue Bedarfslagen, Reformkonzepte und konkrete Veränderungsvorschläge zu produzieren, die dann von Personen in formellen Machtpositionen umgesetzt werden sollen.

Diese Organisation folgt dem Modell der "trivialen Maschine" (v. Foerster 1985, Willke 1989). Man nimmt einen linearen Zusammenhang zwischen Input und Output an. Mit einem bestimmten Input kann der Output, d.h. das Ergebnis, vorausgesagt werden. Eine Maschine kann von einem Punkt aus kontrolliert werden: dem Steuerrad. Führungskräfte mit dieser Perspektive glauben, daß sie alle Prozesse in der Organisation von der Spitze aus im Griff haben.

Diese Anschauung hat eine lange Tradition, basierend auf dem Glauben an die Überzeugungskraft rational-empirischer Methoden, obwohl sie weder rational noch empirisch evident sind. Ihre Wurzeln liegen in der klassischen Managementlehre, in extremer Ausprägung ist sie als "Taylorismus" bekannt geworden. Wie schon angedeutet, hat diese Perspektive sich für die Veränderung von Organisationen als wenig brauchbar erwiesen, weswegen Organisationsentwicklerinnen schon in den Anfängen davon abgegangen sind.

Aus der Sicht der systemischen Organisationsberatung reagiert ein soziales System auf Interventionen von außen in einer Weise, die von den internen Mustern und jeweiligen Zuständen des Systems determiniert ist. Zustände hängen von der Vergangenheit ab und ändern sich mit jeder Operation des Systems. Sie können ebensowenig wie die Reaktionen auf Impulse von der Umwelt prognostiziert werden (siehe Abb. 7). Ob Interventionen überhaupt wahrgenommen werden und wie das System darauf reagiert, kann von außen nicht bestimmt werden. Diesem Konzept folgend kann eine Organisation von einem Punkt aus – innerhalb oder außerhalb des Systems – weder kontrolliert noch verändert werden.

Veränderungen können daher auch nicht von einem Ort außerhalb in die Organisation eingeführt, sondern müssen von ihr selbst hervorgebracht werden. Das setzt auch den Möglichkeiten der Experten, direkt verändernd zu wirken, deutliche Grenzen. Mit dem grundlegenden Paradoxon der Therapeutin, Be-

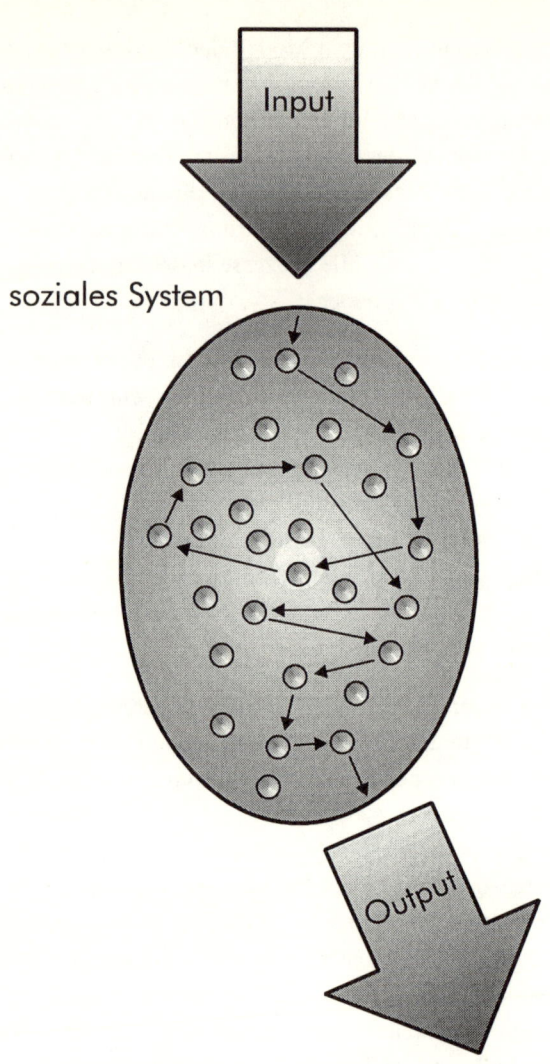

Abb. 7: Die Wirkung einer Intervention von außen ist nicht vorhersagbar; sie hängt von den komplexen internen Kommunikationsmustern ab, die sich in einem permanenten Veränderungsprozeß befinden.

raterin und des Erziehers muß auch der Gesundheitsförderer fertig werden: "'Verändere, indem *du* nicht veränderst!' Und: 'Indem *du* veränderst, verändert sich gar nichts, denn jede Veränderung muß Selbständerung sein'." (Willke 1987, S. 350)

Die Einsicht in diese paradox erscheinenden Voraussetzungen von Veränderungen bedeutet andererseits nicht, eine persönliche und sachliche Veränderungsperspektive aufzugeben, sondern vielmehr, die Entwicklungsbedingungen von Menschen und sozialen Systemen zu respektieren und daraufhin das eigene Handeln auszurichten: eben Interventionen zu setzen.

Lernen von Personen und Entwicklung von Strukturen

Die Pioniere der Organisationsentwicklung haben aus dem Scheitern und aus den negativen Erfahrungen mit dem Maschinenmodell heraus eine Sichtweise von Organisation betont, die vor allem den bürokratischen und hierarchischen Charakter kritisiert. Organisationen tendieren dazu, die Mitarbeiter zu reglementieren und einzuschränken. Damit werden nicht nur die Entwicklungsmöglichkeiten der Beschäftigten blockiert, die Organisation schädigt sich auch selbst, indem sie durch ein schlechtes Arbeitsklima hohe Reibungsverluste produziert und das Potential der Mitarbeiter und Mitarbeiterinnen ungenützt läßt.

Organisationsentwicklung als Veränderung von Strukturen meint daher nicht nur die äußeren technischen Bedingungen wie Organigramme und Ablaufstrukturen, sondern auch Regeln, Normen, Erwartungshaltungen, etablierte Denkweisen und tragende Verhaltensmuster, die gemeinsam die Kultur einer Organisation ausmachen. Diese nicht so leicht sichtbaren Strukturen, die sich oft nur über charakteristische Interaktionsmuster darstellen, haben dennoch große Stabilität. Sie sind dem einzelnen gegenüber, insbesondere wenn er neu in die Organisati-

on kommt, mindestens so wirksam wie die materiellen Arbeitsbedingungen (Schein 1986). Die Entwicklung von Strukturen
ist nur dann erfolgreich, wenn sie von den Betroffenen mit-
getragen wird und damit auch eine Veränderung der Organisationskultur einhergeht (siehe Abb. 8).

Eine Veränderung auf der Ebene der Kultur impliziert die Partizipation der Beschäftigten und Betroffenen. Da diese in bestimmten beruflichen Rollen ausgebildet worden sind und ihr
Verhalten und ihre Einstellungen sich an die Erwartungen der
Organisationen, in denen sie leben und arbeiten, angepaßt haben, braucht es eine schrittweise Neudefinition der Aufgaben
und wechselseitigen Erwartungen. Dies ist nicht nur ein sach-
licher Prozeß, sondern immer mit einer Veränderung von Beziehungen verbunden, was einen hohen emotionellen Aufwand
bedeutet. Mit dem Blick auf den Innovationsdruck in vielen
Wirtschaftsunternehmen diagnostiziert Senge (1990), daß besonders jene Organisationen, die gelernt haben, das Engagement und die Lernfähigkeit der Beschäftigten auf allen Ebenen
der Organisation nutzbar zu machen, erfolgreich sein werden.

Dies kann nur erreicht werden, wenn die Menschen sich mit
den Veränderungen identifizieren und den Prozeß aktiv gestalten und kontrollieren können. Da die Entwicklung einer Organisation an die Entwicklung ihres Personals gebunden ist, muß
ein Organisationsentwicklungsprozeß Gelegenheiten für die
Beschäftigten schaffen, damit sie neue Fähigkeiten für das Erreichen gewünschter Organisationsziele entwickeln und mit
neuen Denkmustern experimentieren können. Die Menschen
müssen neue Rollen annehmen, neue Aufgaben bewältigen und
neue Fähigkeiten erwerben.

Organisationsentwicklung beinhaltet immer die Kombination
von Lernprozessen der involvierten Personen und die Veränderung von Strukturen.

	Ressourcen-entwicklung	Kulturentwicklung
Personal-entwicklung	Wissen, Kompetenz	Einstellungen, Werte
Organisations-entwicklung	Situative Möglichkeiten, Strukturen	Regeln, Sanktionen

Abb. 8: Dimensionen der Organisationsentwicklung

© IFF 1992 nach Pelikan 1991

Organisationsentwicklung = Personalentwicklung + Struktur-entwicklung

Auch in der Gesundheitsförderung ist die Schulung von Personen durch Trainings ein notwendiges Element, kann jedoch nur Wirkung erzielen, wenn strukturelle Veränderungen Hand in Hand gehen (vgl. Kap. 7). Ebenso ist die Einrichtung neuer Organisationselemente oder Positionen nur dann erfolgversprechend, wenn die Entwicklung der dafür notwendigen Qualifikationen gesichert ist (Sattelberger 1993).

Entwicklung von professionellen Rollen

Organisationen entwickeln sich meist durch Ausdifferenzierung in neue Einheiten und neue professionelle Rollen. Organisationen identifizieren und übernehmen neue Aufgaben, indem bestehende Rollen und Kompetenzen modifiziert oder neue definiert werden. Damit Gesundheitsförderung in einem sozialen System Fuß fassen kann, braucht sie einen Platz in diesem System. Dies geschieht u.a. über die Entwicklung entsprechender Rollen. Ein Gesunde-Städte-Projekt hat ein Projektbüro und einen Projektkoordinator, ein Gesundheitsministerium braucht eine eigene Abteilung für Gesundheitsförderung. Die erfolgreiche Implementierung von Gesundheitsförderung in einem Setting oder einer Organisation erfordert die Schaffung einer eigenen organisatorischen Einheit mit klar ausgeschilderten Aufgaben und selbständigen Kompetenzen sowie einer entsprechenden Ausstattung mit personellen und materiellen Ressourcen (siehe Abb. 9).

Ebenso müssen jedoch die etablierten Funktionsträger und Professionen in einer Organisation Gesundheitsförderungsziele in ihre Rolle integrieren. Das Aufgabenspektrum einer Führungskraft, wie z.B. des Leiters eines Spitals, eines Schuldirektors oder einer leitenden Managerin in einem Betrieb verändert sich dadurch. Entscheidungen auf der Führungsebene legen fest, welche Bedeutung ein neues Organisationselement in einer Organisation haben wird: durch materielle Ausstattung, durch Kompetenzen, durch die Verteilung von Ressourcen und durch die Art und Weise, wie es in die Entscheidungsprozesse und die eingespielten Kooperationsformen integriert wird. Wenn eine Professionelle der Gesundheitsförderung in eine Organisation aufgenommen wird, spielt die Entscheidung, an welchem organisatorischen Platz dieser Posten verankert werden soll, eine sehr wichtige Rolle. Zugleich mit der Gründung einer Organisationseinheit muß ein entsprechendes professionelles Rollenprofil für die dort arbeitende(n) Person(en) entwickelt werden. Eine Organisation kann etwas Neues nur dann zur Kenntnis nehmen und in ihre Ablaufroutinen integrieren, wenn das neue Aufgabengebiet deutlich umrissen ist. Für alle Personen und Organisationsteile muß klar sein, was von einer neuen Einheit zu erwarten bzw. nicht zu erwarten ist. Ein klares Professionalitätsprofil ist die Sprache, die eine Organisation verstehen läßt, was Gesundheitsförderung ist und wie sie Bestandteil der Organisation werden kann. Zur Implementierung von Gesundheitsförderung gehört daher die Entwicklung entsprechender professioneller Rollen (Grossmann/Scala/Untermarzoner 1992).

In der professionellen Rolle überschneiden sich die Personen- und die Organisationsebene. Wir haben sehr deutlich auf die Differenz zwischen sozialem System und Person hingewiesen,

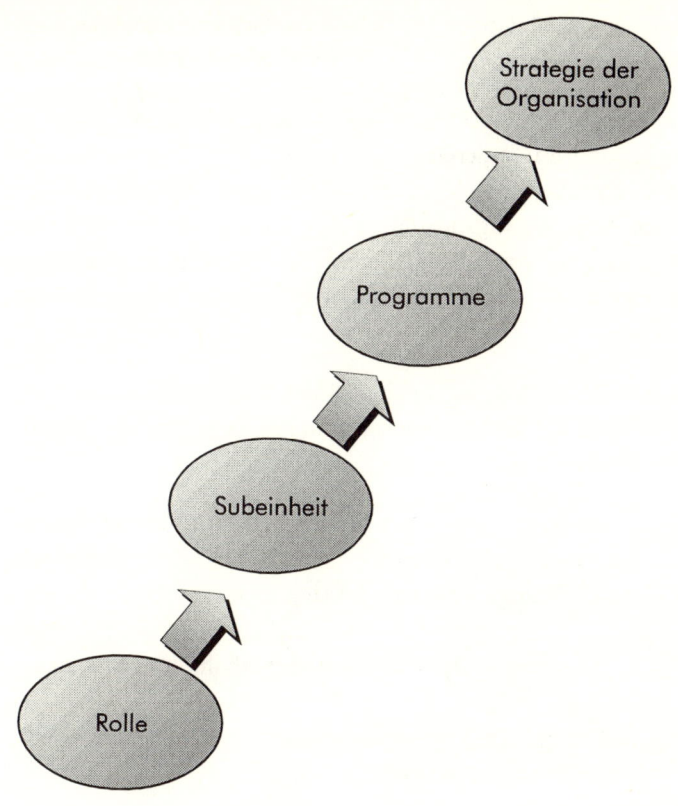

Abb. 9: Eine Rolle braucht eine organisatorische Subeinheit; dort werden Programme entwickelt und durchgeführt. Neu in die Organisation integrierte Programme verändern die strategische Ausrichtung der Organisation.

beide formen jedoch die professionelle Rolle. Wie in einem Theaterstück gibt es einen Autor (Organisation), der den Text der Rolle geschrieben hat, und einen Schauspieler (Person), der die Rolle interpretiert. Die Qualität des Stücks ist von beiden abhängig, und beide brauchen einander, um sich zu entwickeln. Sowohl Personen als auch soziale Systeme entwickeln sich durch Veränderungen der professionellen Rollen.

Eine neue Rolle muß vom Rollenträger auch selbst aktiv gestaltet und mit anderen bereits bestehenden Rollen verknüpft bzw. von diesen abgegrenzt werden. Das vollzieht sich über einen Aushandlungsprozeß, in dem die eigenen Vorstellungen über das neue Aufgabengebiet mit den Erwartungen der Vorgesetzten, der Kolleginnen und der Mitarbeiter abgestimmt werden müssen.

Die konkrete Ausgestaltung und die Möglichkeiten einer professionellen Rolle werden somit durch folgende drei Faktoren bestimmt:

* die Position, d.h. durch die formelle Aufgabendefinition, die Ausstattung der Stelle und die Erwartungen der relevanten Bezugspersonen, die sich an den Rollenträger richten
* die Vernetzung dieser Position innerhalb der Organisation und nach außen
* die Person, durch ihre Wahrnehmung der Rolle und die Qualifikationen, die sie einbringt

Das bedeutet, daß neue Rollen nur wirksam werden können, wenn sich auch die Organisation durch die Einrichtung neuer, der Rolle angemessener Einheiten ausdifferenziert. Ohne Repräsentation in Form einer Abteilung oder einer ähnlichen Organisationseinheit fehlt den Rollenträgern die Basis für ihr Handeln, und sie können nicht wirklich auf die Organisation Einfluß nehmen.

Die Einrichtung von Rollen und entsprechenden Einheiten ermöglicht die Entwicklung neuer Programme, die für die Gesamtorganisation von Bedeutung sind. Die unterschiedlichen Programme, die in einer Organisation realisiert werden, machen ihre Identität aus, und man kann an ihnen ablesen, was die Organisation leistet und welche Zielsetzungen sie verfolgt. Eine neue Rolle und eine neue Organisationseinheit signalisieren dann eine Weiterentwicklung der Organisation, wenn es gelingt, neue Programme zu etablieren und damit die strategische Ausrichtung des Ganzen zu verändern. Der Erfolg einer neu eingerichteten Stelle für Gesundheitsförderung kann daran abgelesen werden, inwiefern Gesundheit zu einem Faktor in der Strategie und den Entscheidungen der Organisation wird.

Das ganze System ansprechen – Neutralität bewahren

Soziale Systeme sind nicht von einem Punkt aus zu verändern, weder von der Spitze der Organisation noch allein von der Basis oder von einzelnen Experten innerhalb oder außerhalb des Systems. Ein Impuls – und komme er von der mächtigsten Stelle des Systems – kann nicht gewährleisten, daß in anderen Teilen des Systems der gewünschte Erfolg eintritt.

Wie schon erwähnt, hat sich das Konzept der Organisationsentwicklung anfänglich im Gegensatz zum mechanistisch ausgerichteten Verständnis von Organisation positioniert und besonders die Einbindung möglichst vieler Mitarbeiter in einen Umgestaltungsprozeß empfohlen. Dies wurzelte einerseits im oftmaligen Scheitern des Maschinenmodells bei der Umsetzung von Veränderungen und wurde andererseits auch als eine politisch-ideologisch legitimierte Praxis gesehen, indem Werte der Demokratie und Partizipation gegenüber veralteten hierarchischen Organisationsstrukturen zum Durchbruch kommen sollten. Die Erfahrungen haben jedoch gezeigt, daß die implizite Parteinahme für die Basis Widerstände auf der Gegenseite mobilisiert und somit Bewegungen in Richtung Veränderung zum

Stillstand bringen kann. Organisationen entwickeln sich über Entscheidungen, und ohne Einbindung der Entscheidungsebene kann sich in unserem Verständnis auch nichts verändern.

In Gesundheitsförderungsprojekten taucht diese Problematik sehr häufig auf. Die Identifikation mit den Bürgern, Selbsthilfegruppen und Initiativen und die Wahrnehmung der Anwaltsrolle ist oft sinnvoll und notwendig. Behörden, Institutionen und Organisationen werden mit Forderungen von unten konfrontiert, und Veränderungen hängen allein von der Durchsetzungskraft der Basis ab. Doch engt diese Perspektive den Handlungsspielraum ein, die Chance auf eine intersektorale Kooperation wird verspielt.

Soziale Systeme können daher besser als komplizierte Netzwerke gesehen werden, deren tragende Elemente sich wechselseitig erzeugen. Daher müssen sich Interventionen auf diesen Zusammenhang beziehen: die Beziehungen zwischen den Elementen berücksichtigen und auf eine Entwicklung dieser Beziehungen gerichtet sein. In einer anderen Sprache formuliert: Gesundheitsförderung als Organisationsentwicklung verlangt eine Kombination von "top down"- und "bottom up"-Strategien. Wenn man neue Orientierungen wie Gesundheitsförderung einführen will, gilt es, die unterschiedlichen Kräfte im System zu aktivieren. Für eine Initiative, die von außen kommt, kann dies nur gelingen, wenn man gegenüber diesen Unterschieden eine neutrale Grundhaltung bewahrt. Das bedeutet nicht, daß Harmonie die Grundlage von Entwicklungen ist. Unterschiede, Abweichungen und Konflikte sind ein Motor der Entwicklung in sozialen Systemen, wenn es gelingt, die unterschiedlichen Interessen zur Geltung zu bringen und die Spannungen und Konflikte in Informationen für das System zu übersetzen.

Daher ist es wichtig, daß im Rahmen von organisationsbezogenen Veränderungen Arbeits- und Entscheidungsprozesse etabliert werden, in denen diese Unterschiede bearbeitet werden können. In diesem Punkt ist sicher sorgfältig zwischen unterschiedlichen Rollen zu unterscheiden, die man als Gesundheits-förderer einnehmen kann. Für den Initiator von organisations-bezogenen Veränderungen (change facilitator) ist eine Haltung der engagierten Neutralität eine wichtige Arbeitsorientierung. Dieses Prinzip – etwa in der Rolle einer Projektkoordinatorin – ist schwer durchzuhalten und provoziert oft innere Konflikte in der eigenen professionellen Rolle.

Wie wir beschrieben haben (Kap. 4), verlangt Gesundheitsförde-rung das Wahrnehmen verschiedener professioneller Rollen, die für den Erfolg wichtig sind. Die Rolle des "change facilitator" erfordert eine sensible Herangehensweise an die unterschiedli-chen Ebenen und Sektoren im sozialen System.

Die Intervention in ein soziales System aus der Sicht des Projekt-koordinators verlangt eine neutrale Position gegenüber diesen differierenden und widersprüchlichen Perspektiven im interve-nierten System: gegenüber dem Management und den Beschäf-tigten sowie gegenüber den Interessen der professionellen Grup-pen und organisatorischen Einheiten. Dies bedeutet nicht, daß Neutralität mit dem Fehlen eines inhaltlichen Standpunkts oder der emotionalen Distanz gegenüber unterschiedlichen Zielen und Perspektiven gleichzusetzen ist. Neutralität verweist pri-mär darauf, nicht nur eine Perspektive einzunehmen und von dieser aus in die Auseinandersetzungen einzugreifen.

Balance zwischen Bewahren und Verändern

Jede Organisation ist vom Grundwiderspruch zwischen Bewah-ren und Verändern geprägt. Jede Veränderung bedeutet die Aufgabe von Sicherheit, auch in unbefriedigenden Situationen. Die etablierten Strukturen, Arbeitsweisen und die Kultur von Organisationen haben große Stabilität – oft auch gegen die Vor-stellungen und Motive einzelner oder auch vieler Mitarbeiter. Organisationen sind, wie täglich erlebbar ist, individuell nicht

leicht zu verändern. Wer eingespielte Abläufe, Kooperationsstrukturen und Beziehungsmuster verändert, löst unweigerlich
Verunsicherung und Konflikte aus. Ähnlich wie beim Bewah-
ren der Neutralität gegenüber unterschiedlichen Teilen und hierarchischen Ebenen der Organisation haben sich Theoretikerin-
nen und Praktiker der Organisationsentwicklung das Verständnis für diese Balance erst mühsam erwerben müssen. Lange
Zeit sahen sie sich als Agenten der Veränderung und nannten
sich "change agents", womit sie in der Organisation die Ängste
vor Veränderung verstärkten und die beharrenden Kräfte auf
den Plan riefen. Veränderung wird sehr oft positiv bewertet und
Stagnation ihr als etwas Negatives gegenübergestellt. Diese oft
implizit vorgenommene Bewertung verführt dazu, die bewah-
renden Kräfte und ihre Funktion in einem sozialen System zu
übersehen und an ihnen zu scheitern. Diese Perspektive übersieht auch, daß Systeme sehr viel Energie aufwenden müssen,
um Stabilität herzustellen und ihre Grenzen aufrechtzuerhalten.
Veränderungen passieren quasi von selbst – man muß daher
beobachten, wie es gelingt, Kontinuität zu sichern und trotz
des Flusses von Veränderungen die Identität zu bewahren (Simon 1990).

Struktureller Wandel bedeutet eine Umschichtung wechselseitig fixierter Erwartungen. Für die Betroffenen ist damit eine
Neudefinition ihrer Position in der Organisation und ihrer beruflichen Identität verbunden. Das erfordert eine sorgfältige
Balance zwischen Verändern und Bewahren und entsprechende organisatorische Maßnahmen, um die damit verbundenen
Konflikte produktiv zu verarbeiten. Jedes System kann in einer
bestimmten Entwicklungsphase nur ein bestimmtes Maß an Veränderung verarbeiten. In jeder Organisation gibt es vieles, was
wert ist, bewahrt zu werden. Wenn das Bewahrenswerte gemeinsam herausgefunden wird, ist es auch leichter, Dinge aufzugeben, die geändert werden sollten. Die Aktivitäten des Ver-
änderns und Bewahrens ideologisch in gute und schlechte auf-
zuspalten, stärkt meist die Beharrungstendenzen.

Veränderung nach innen und außen

Die meisten Veränderungen von Organisationen können als notwendige Reaktionen auf veränderte Umweltbedingungen interpretiert werden. Veränderungen am Markt zwingen Unternehmen, sich rasch der neuen Situation anzupassen. Organisationen sind primär auf ihre Selbsterhaltung ausgerichtet. In gesellschaftlichen Bereichen, wo sich Organisationen nicht in Konkurrenz behaupten müssen und wo das Feed-back eines Marktes noch weitgehend fehlt, wie z.B. im Gesundheits- und Umweltbereich, passieren solche Anpassungen an neue Bedingungen eher langsam.

Organisationsentwicklung bedeutet interne Veränderung und Veränderung im Kontakt mit der Außenwelt. Interne Veränderung – durch die Entwicklung von Berufsrollen, Strukturveränderungen, Aufbau interprofessioneller Kooperation etc. – hat notwendigerweise Veränderungen der Beziehungen der Organisation zur Außenwelt zur Folge. Ein interner Veränderungsprozeß wird nur dann Erfolg haben, wenn zugleich die etablierten Verbindungen nach außen zu den kooperierenden Organisationen verändert werden. Die Umgestaltung der Außenkontakte, seien es die Beendigung, die Veränderung oder der Neuaufbau von eingespielten Beziehungen, zwingt somit auch die Außenwelt zu einer Veränderung. Gewohnte Erwartungshaltungen werden unvermeidlich irritiert.

Beide Ebenen müssen parallel zueinander verändert und entwickelt werden. Beide Prozesse müssen aufeinander abgestimmt werden. Eine Schule z.B. mag sich entscheiden, eine gesundheitsförderliche Organisation zu werden, und beginnen, den Schulhof in einen kinderfreundlichen Spielplatz umzuwandeln, die Stundenpläne zu modifizieren und Ähnliches mehr. Zuvor jedoch muß sie sich überlegen, wie sie die Schulbehörde, die Lehrergewerkschaft, die Eltern und deren Vertretung und die Nachbarn einbezieht und ihnen die geplanten Veränderungen

plausibel macht. Prioritäten ändern sich. Einige alte Werte ver-
lieren ihre Position gegenüber neuen. Davon ist auch die Außenwelt betroffen, die bereit sein muß, das Neue zu akzeptieren
und sich ihm anzupassen. Der Erfolg wird daher zu einem guten Teil davon abhängen, ob die Schule in der Lage ist, Verständnis und Akzeptanz für die Veränderungen bei der Umwelt
zu erzeugen.

Wenn sich Gesundheitserziehungseinrichtungen neu in Richtung auf Gesundheitsförderung orientieren, so müssen parallel
zur Umstellung des Arbeitsprogramms Aktivitäten gesetzt werden, die es relevanten Bezugsgruppen und Institutionen ermöglichen, ihre Erwartungen umzustellen.

6. Der Settings-Ansatz

Für die Präzisierung der Gesundheitsförderungsziele war die Formulierung des Settings-Ansatzes überaus nutzbringend. Er gilt als Kernphilosophie einiger berühmter Gesundheitsförderungsprojekte wie "Gesunde Städte" (Tsouros 1991, WHO 1988, 1989), "Gesundheitsförderliche Schulen", "Gesundheitsförderliche Krankenhäuser" (Pelikan/Demmer/Hurrelmann 1993), aber auch für Lebensstilprogramme. In diesen Projekten wird der Begriff "Setting" nicht allein als räumliche Bestimmung für Gesundheitsförderungsaktivitäten definiert, sondern meint eine soziale Einheit, die sich für Interventionen besonders eignet.

Aus der Sicht der Organisationsentwicklung ist der Settings-Ansatz die Schlüsselstrategie der Gesundheitsförderung. Da es darüber innerhalb und außerhalb der WHO (Baric 1991) eine breite Diskussion gibt, erscheint eine Präzisierung des Ansatzes in unserem Zusammenhang als lohnende Aufgabe.

Setting als soziales System

Die Entwicklung des Settings-Ansatzes war ein bedeutender Schritt in der jungen Geschichte der Gesundheitsförderungsprogramme. Er ist eine Antwort auf die beschränkten Erfolge traditioneller Gesundheitserziehungsaktivitäten. Diese beziehen sich meist auf ein bestimmtes Problem wie Rauchen oder Ernährung und bemühen sich, durch Bewußtseinsbildung beim einzelnen Menschen entsprechende Verhaltensänderungen zu bewirken. Die Hauptstrategie der Gesundheitserziehung stützt sich vor allem darauf, für die Thematik wichtige Gesundheitsinformationen unter die Leute zu bringen. Bestimmte Botschaften werden in die Öffentlichkeit gebracht in der Erwartung, daß sich Veränderungen im Lebensstil der Menschen einstellen würden. Die Ergebnisse sind jedoch außerordentlich enttäuschend. Daraus hat man gelernt, daß eine Strategie, die sich nur an einem Problem orientiert, ohne den Einfluß der sozialen Umwelt (Setting) auf die Chancen, Gewohnheiten und Werthaltungen mitzubedenken, ihr Ziel verfehlt.

Der Settings-Ansatz zieht die Bedeutung der Rahmenbedingungen, unter denen die Menschen leben, lernen, arbeiten und konsumieren, ins Kalkül. Hier sind die ökonomischen und sozialen Grundlagen und damit verbundene Abhängigkeiten und Risiken ebenso zu berücksichtigen wie milieuspezifische Traditionen. Dieser Ansatz beruht auf der Erkenntnis, daß Gesundheitsprobleme einer Bevölkerungsgruppe das Resultat einer wechselseitigen Beziehung zwischen ökonomischer, sozialer und institutioneller Umwelt und persönlichem Verhalten sind. Mit dem Blick auf ein Setting wird häufig erst sichtbar, daß Interventionen auf unterschiedlichen Ebenen wie Gesetzgebung, Finanzierungsmechanismen (z.B. Steuerpolitik) und bewußtseinsbildende Maßnahmen für Gesundheitsförderung erfolgversprechend sind. Die Wirkung liegt in der Kombination der Interventionen. Systemtheoretisch geht es vor allem um Kontextsteuerung im Unterschied zur direkten Verhaltensbeeinflussung.

Ein Setting wird als ein Feld verstanden, das alle relevanten Umwelteinflüsse einer Bevölkerungsgruppe umfaßt. Daher stehen Gemeinden und Organisationen aller Art im Zentrum des Settings-Ansatzes. In einer gesundheitsförderlichen Schule z.B. wird nicht nur im Unterricht über einen gesunden Lebensstil informiert und diskutiert. Das Schulleben selbst mit seinen formellen und informellen Strukturen und Mustern, die Architektur und Einrichtung des Gebäudes, die Interaktionen unter Lehrerinnen und Schülern, die Beziehungen zwischen Lehrern, Schülerinnen und anderem Personal sowie die Kontakte zur Außenwelt werden in bezug auf ihre Bedeutung für die Gesundheit geprüft und im Sinne der Gesundheitsförderung verändert. Eine solche Schule hat Gesundheitsförderung in ihre gesamte Organisationskultur integriert.

Soziale Systeme als Adressaten, nicht Individuen

Ein Setting ist ein soziales System. Der Settings-Ansatz richtet sich daher in seinen Interventionen auf soziale Systeme und nicht auf Individuen. Diese Veränderung des Zieles der Interventionen führt notwendig zu einer Änderung in der Strategie. Individuen lernen durch Bewußtseinsveränderung, doch dies genügt nicht zur Veränderung sozialer Systeme. Hat man solche als Adressaten, muß man versuchen, Kommunikationsstrukturen zu verändern, insbesondere Entscheidungen und Regeln (siehe Abb. 10).

Die Abwendung vom individuellen Menschen als Interventionsziel und die Hinwendung zu sozialen Systemen kann den Eindruck erwecken, daß hier einem soziotechnischen Ansatz das Wort geredet wird und damit das für die Gesundheitsförderung so zentrale Anliegen, den einzelnen Menschen zur Verwirklichung seines größtmöglichen Gesundheitspotentials zu befähigen, in den Hintergrund rückt. Dies ist allerdings ein Mißverständnis. Der Settings-Ansatz ist darauf gerichtet, die Einfluß-, Beteiligungs- und Wahlmöglichkeiten der Menschen zu erhöhen und Optionen für Verhaltensalternativen zu schaffen, indem auf gesundheitsrelevante Rahmenbedingungen Einfluß genommen wird. Der Ansatz vermeidet, die Verantwortung für die Gesundheit einseitig an die betroffenen Individuen zu delegieren.

Settings als Ziele von Interventionen

Der Schritt, soziale Systeme wie Gemeinden und Organisationen als Ziele von Interventionen zu definieren, hat die systematischen Bemühungen um die Gesundheitsförderung ein gutes Stück vorangebracht. Um angemessene Interventionen auch im Detail zu planen und zu setzen, muß das jeweilige soziale

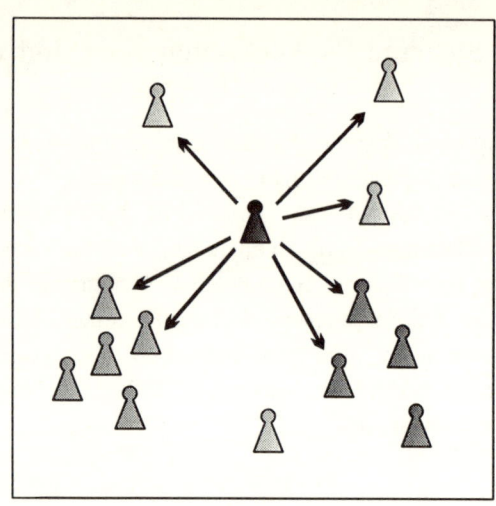

Abb. 10: Erziehungsmodell – an Individuen gerichtet:
"Organisationen bestehen aus Individuen. Veränderung
geschieht durch Veränderung von Individuen."

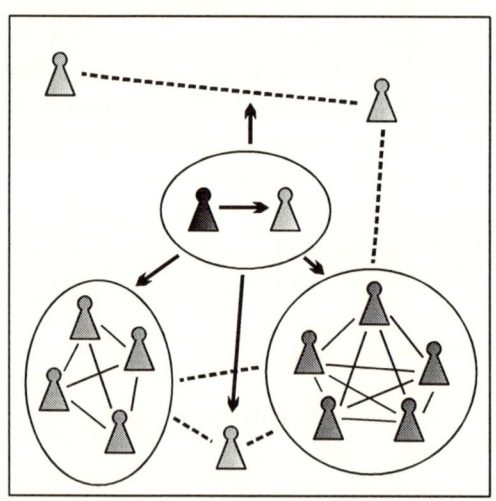

Systemisches Modell – an soziale Systeme gerichtet:
"Organisationen bestehen aus Kommunikationsstrukturen
und Kommunikationsmustern. Veränderung geschieht
durch Veränderung von Kommunikation."

System in bezug auf Gesundheitsförderungsaktivitäten genau definiert werden. Man kann nicht in Städte oder Organisationen intervenieren, ohne sich zu überlegen, welche Teile jeweils angesprochen werden sollen. Der Begriff Setting muß daher noch weiter differenziert werden.

Mit anderen Worten: Jede Intervention kreiert ihr eigenes soziales System, auf das sie sich bezieht. Ziel einer Intervention wird immer ein bestimmter Teil einer Organisation oder einer Stadt sein. Eine Intervention kann sich an den Gemeinderat richten, um einen Grundsatzbeschluß über die Beteiligung am Gesunde-Städte-Projekt herbeizuführen; in einem anderen Fall werden alle umweltpolitisch relevanten Einrichtungen der Stadtverwaltung, die Ökologieinitiativen und alle wichtigen Expertinnen auf diesem Gebiet Ziel der Intervention sein. Durch eine Intervention entstehen neue Systeme in oder zwischen Organisationen, indem die Repräsentanten aus verschiedenen Teilen und Sektoren ein Innovationssystem bilden. Die meisten Projektgruppen werden auf diese Weise gebildet.

Mit dieser Interpretation des Settings-Ansatzes erhebt sich die Frage, wie und nach welchen Kriterien Settings gefunden und aufgebaut werden können, die als Adressaten für Interventionen Erfolg versprechen. Das Setting muß bei jedem Projekt neu definiert werden.

Definition des Settings

Eine bewußte und funktionale Abgrenzung des sozialen Systems, das für die gewünschte Realisierung einer Aufgabe geeignet ist, zählt zu den grundsätzlichen Voraussetzungen einer erfolgreichen Intervention. Diese Abgrenzung ist zugleich bereits selbst eine Intervention. Wenn sich ein Gesundheitsförderungsvorhaben an ein Spital, ein Schule oder einen Betrieb richtet, dann stellt sich als erstes die Frage, wer einzubeziehen ist: Welche Personen, Abteilungen und Organisationen sollen angesprochen werden? Es muß entschieden werden, ob eine Organisation als ganze oder nur bestimmte Abteilungen oder alle von einem bestimmten Problem betroffenen Gruppierungen einbezogen werden sollen. Richtet sich ein Gesundheitsförderungsvorhaben an einen sozialen Kontext, wie eine Stadt oder Region, dann ist zu entscheiden, welche Organisationen in die Arbeit einbezogen werden sollen.

Diese Entscheidungen, wer einbezogen werden soll und wer draußen bleiben kann, legen den Handlungsspielraum in dem gewählten Setting fest. Entscheidungen dieser Art verlangen eine aktive Grenzziehung seitens der Projektverantwortlichen mit Rücksicht auf die gestellten Aufgaben.

In dieser Anfangsphase von Gesundheitsförderungsprojekten werden Entscheidungen mit weitreichenden Konsequenzen getroffen, die sich erst später als Problem herausstellen können. Ein typischer Fehler einer eher traditionellen Vorgangsweise ist es, die Grenzen des Settings zu eng zu ziehen. Als Folge bleiben wichtige politische, soziale und fachliche Ressourcen unberücksichtigt: Eltern werden z.B. an einem Schulprojekt nicht wirklich aktiv beteiligt, obwohl sie wichtige Partner für das System Schule sind, oder in einem betrieblichen Gesundheitsförderungsprojekt wird die Arbeit mit den Führungskräften, die Personalverantwortung tragen, nicht abgestimmt. Ebenso typisch ist jedoch der umgekehrte Fehler, die Systemgrenzen sehr weit zu fassen. Dies kann besonders bei komplexen und zugleich losen Systemen, wie etwa bei Stadtprojekten, beobachtet werden, wo auf die Auswahl der zu beteiligenden Gruppen und Organisationen zu wenig Sorgfalt gelegt wird.

Definitionen von Settings sind während eines Projekts ständig zu überprüfen und immer wieder neu zu leisten. Je nach Phase des Projekts werden andere Kooperationspartner und Adressaten gebraucht.

Die Problemorientierung im Settings-Ansatz

Der Settings-Ansatz bedeutet jedoch nicht, daß man auf eine Eingrenzung auf bestimmte Probleme verzichten kann. Bisweilen wird in der Diskussion der Settings-Ansatz einer Problemorientierung gegenübergestellt. Wenn es um die konkrete Planung von Projekten und Interventionen geht, ist eine Definition von beidem notwendig.

Erfolgreiche Projekte kombinieren die Problemorientierung mit dem Settings-Ansatz. Ein Ernährungsprojekt in einem Stadtteil hat einen doppelten Fokus: ein Thema (Ernährung) und ein Setting (Stadtviertel). Je klarer der Rahmen eines Projekts definiert wird, desto besser werden die Ergebnisse sein. So hat das Gesunde-Städte-Projekt eine detaillierte Zielplanung in seinem Leitfaden (Tsouros 1991). Die Praxis vermittelt öfters den Eindruck, daß der Settings-Ansatz Projektteams dazu verleitet, ihre Kapazität zu überschätzen und zu viele Themen und Problemstellungen in ein Projekt aufzunehmen.

Ein Beispiel mit Modellcharakter

Die Gesundheitsförderungsstiftung in der Provinz Victoria in Australien ("Victoria Health Promotion Foundation") liefert ein eindrucksvolles Beispiel für einen klaren organisatorischen und inhaltlichen Rahmen. Die Stiftung wird aus der staatlichen Besteuerung von Tabakprodukten finanziert und stellt somit ein einzigartiges Modell einer Gesundheitsförderungsstruktur dar. Sie bezieht ihre Mittel aus einem Sektor, in diesem Fall der Tabakindustrie, der in relevanter Weise Gesundheitsrisiken produziert. Die Besteuerung wurde gesetzlich durch den "Victorian Tobacco Act" festgelegt (Galbally 1989).

Das Spektrum der Programme ist sehr breit gestreut, jedoch mit einem thematischen Schwerpunkt in der Bekämpfung des Rauchens von Jugendlichen als wichtigster Zielgruppe. Die oberste Entscheidungsebene in der Stiftung ist ein Ausschuß, der in seiner interprofessionellen und intersektoralen Zusammensetzung diejenigen Sektoren widerspiegelt, die auch das Verhalten von Jugendlichen am nachhaltigsten beeinflussen: Sport, Kunst und Kultur, Werbung, politische Parteien, Massenmedien, Legislatur, Banken und Gesundheitseinrichtungen (siehe Abb. 11).

Bei der Antiraucherkampagne ("Quit smoking campaign") wurde ein klassisches Thema der Gesundheitserziehung in ein Organisationsentwicklungsprojekt umgewandelt und die Kom-

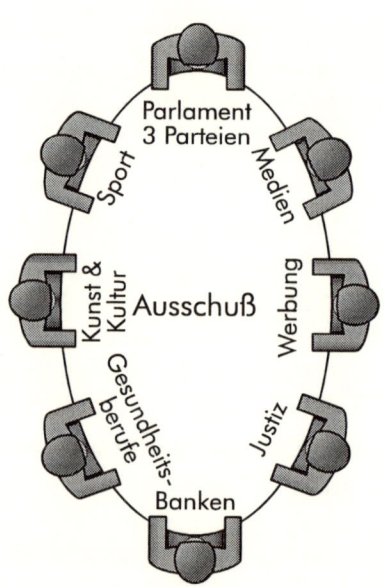

Abb. 11: Intersektorale Struktur des Ausschusses der Gesundheitsförderungsstiftung

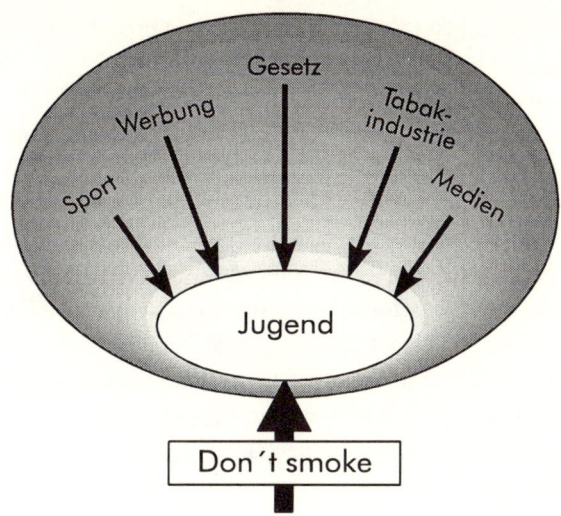

Abb. 12: Gesundheitserziehung als individuumsbezogene Intervention an Jugendliche gerichtet

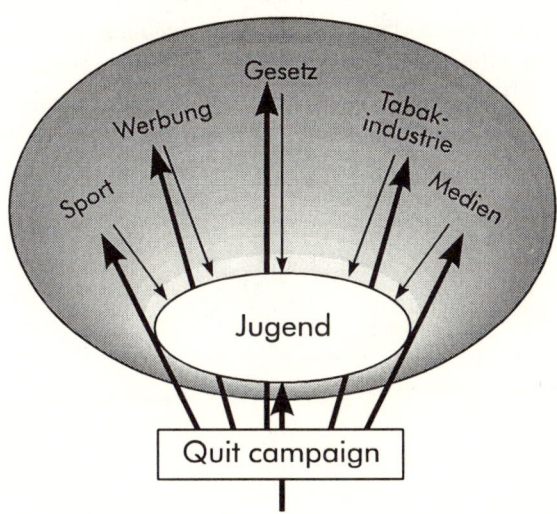

Gesundheitserziehung als systembezogene Intervention in soziale Systeme

bination der oben erwähnten Orientierungen an Problemen und Settings eindrucksvoll vorgeführt (siehe Abb. 12). Als Problem wurde das Raucherverhalten der Jugendlichen gewählt. Sport, Werbung, Medien etc. wurden als Setting, d.h. als einflußreiche Umweltfaktoren der Jugendlichen identifiziert. Die Interventionsstrategie wurde auf diese Umwelt ausgerichtet. Daher wurde für dieses Setting ein organisatorischer Rahmen geschaffen. Die Einrichtung eines intersektoralen Koordinationsgremiums, eines Ausschusses, etablierte ein neues, problembezogenes soziales System. Damit wurde intersektorales Handeln eröffnet, das die einflußreichen Umwelten der Jugendlichen einbezieht. Diese problemorientierte Eingrenzung und organisatorische Verknüpfung auf der Basis gesetzlich hergestellter Finanzierungsvoraussetzungen waren die entscheidende Intervention.

Innerhalb dieses organisatorischen Rahmens der Kampagne werden Gesundheitserziehungsprogramme in Schulen durchgeführt, Sportvereine gesponsert und soziales Marketing betrieben. Die Stiftung verfolgt das Ziel, die von der Tabakindustrie durch Sponsoring aufgebaute Verbindung von Sport und Rauchen aufzubrechen und Alternativen für Organisatoren von Sportveranstaltungen anzubieten. Auf den von der Stiftung gesponserten Veranstaltungen gibt es eine attraktive Antiraucherwerbung.

7. Die Entwicklung von Settings durch Projektmanagement

Projektmanagement ist in den letzten Jahren zu einem immer häufiger verwendeten Instrument der Bewältigung von neuartigen und vernetzten Problemstellungen in und zwischen Organisationen geworden; es wird vor allem in Wirtschaftsorganisationen, aber immer häufiger auch im Non-profit-Sektor angewendet. Projektmanagement bewährt sich auch zunehmend als Methode der Organisationsentwicklung (Heintel/Krainz 1990, Boos 1992, Hansel/Lomnitz 1987, Gareis 1990).

Projekte sind der Arbeitsrahmen für viele Gesundheitsförderungsaktivitäten geworden. Eine nähere Betrachtung zeigt jedoch, daß nicht alles, was als Projekt bezeichnet wird, als Projekt im Sinne der qualitativ elaborierten Arbeitstradition von Projektmanagement gehandhabt wird. Projektmanagement ist unserer Auffassung nach eine adäquate Organisationsform für die Umsetzung von Gesundheitsförderung in Betrieben, Schulen, Krankenhäusern, aber auch in der Realisierung von größeren umwelt- oder lebensstilbezogenen Programmen, in denen es besonders darauf ankommt, unterschiedliche Organisationen und fachliche Ressourcen für eine gemeinsame Handlungsperspektive zu gewinnen. Die erfolgreichen Gesundheitsförderungsprojekte, wie das Gesunde-Städte-Projekt oder das neue "International Network of Health Promoting Hospitals" (Pelikan et al. 1993, Krajic et al. 1993), zielen nicht nur auf die Entwicklung von komplexen sozialen Systemen, sie sind selbst zu komplexen Organisationen angewachsen, die zu ihrer produktiven Entwicklung viel Organisationsverständnis erfordern und originelle organisatorische Lösungen voraussetzen.

Gesundheitsförderung, verstanden als Intervention in soziale Systeme und praktiziert als Entwicklungsprozeß in und zwischen Organisationen, verändert auch in einschneidender Weise die Arbeitsperspektive der Professionellen im Feld der Gesundheitsförderung. Gesundheitsförderung in dieser Perspektive verlangt eine Umorientierung in den Strategien und Qualifikationen der Akteure. In allen helfenden und heilenden Berufen, im Erziehungs- und Wissenschaftsbetrieb ist die Ausbildung der Fachkräfte auf den Umgang mit Personen und kleinen Gruppen ausgerichtet. Gesundheitsförderung als Organisationsentwicklungsprozeß erfordert Verständnis für die Entwicklungsbedingungen komplexer sozialer Systeme und für das Managen von Organisationsprozessen. Projektentwicklung ist eine anspruchsvolle Managementaufgabe.

Projektförmiges Arbeiten entfaltet seine Vorzüge aber erst bei einer bewußten und konsequenten Handhabung der Methode. Für Projektverantwortliche und Projektbetreuerinnen kann eine konsequente Nutzung dieses Instrumentariums auch eine wichtige Orientierungs- und Unterstützungsfunktion in einer komplexen und häufig diffusen Arbeitssituation erfüllen. Ein konsequent gehandhabtes Projektmanagement verbessert auch die Möglichkeiten der Auswertung und der Qualitätssicherung in der Gesundheitsförderungsarbeit.

Auf den folgenden Seiten wird versucht, einen Zugang zum Grundverständnis und zu einigen Erfolgskriterien von Projektmanagement zu eröffnen. Die Darstellung bezieht sich einerseits auf die Erfahrungen der Autoren aus einem internationalen Lehrgang für Projektentwicklung im Bereich Gesundheitsförderung, andererseits auf Erfahrungen in der Beratung von Projekten in unterschiedlichen gesellschaftlichen Handlungsfeldern.

Die doppelte Funktion von Projekten

Projekte können eine doppelte Funktion erfüllen: Sie lösen ein Problem und entwickeln die Organisation. Projekte sind eine Organisationsform, um komplexe, neuartige und bereichsübergreifende Aufgaben in einer Organisation oder auch zwischen mehreren Organisationen zu bewältigen. Sie werden für Vorhaben eingerichtet, die von den Organisationen in ihren etablierten Arbeits- und Entscheidungsstrukturen nicht geleistet werden können. Sie dienen daher einerseits der Erfüllung einer bestimmten Aufgabe und können andererseits auch Einfluß auf die Entwicklung der involvierten Organisation nehmen. In diesem Sinne können Projekte als Instrumente der Organisationsentwicklung verstanden und genutzt werden.

Projekte sind zeitlich und sachlich abgegrenzte Unternehmungen, d.h. sie ermöglichen einem Betrieb, einem Spital, einer Schule, für begrenzte Zeit Ressourcen für eine neue Aufgabe wie Gesundheitsförderung einzusetzen und sich dann neu zu entscheiden. Projekte bieten den Mitarbeiterinnen und Leitungskräften einer Organisation einen Rahmen für neue Aufgaben, ohne die angestammte Berufsrolle und Identität aufzugeben zu müssen. Projektarbeit kann gute Voraussetzungen bieten, professionelle Rollen zu erweitern oder gegebenenfalls auch neue zu entwickeln.

Aufbau eines Innovationssystems

Soziale Systeme zu entwickeln heißt, relevante Unterschiede ins System einzuführen, Alternativen zu setzen und auszuprobieren, Energien für diese alternativen Wege freizumachen und zu bündeln. Dazu ist ein Kommunikations- und Arbeitszusammenhang notwendig, der es ermöglicht, auf anerkannte Weise Experimente zu machen, und der es gleichzeitig ermöglicht, daß diese Innovationen im System beobachtet, ausgewertet und verarbeitet werden können. Für diese Aufgabe hat sich ein Modell in der Organisationsentwicklung sehr bewährt: der Aufbau eines Innovationssystems (einer Projektorganisation) im Routinebetrieb einer Organisation.

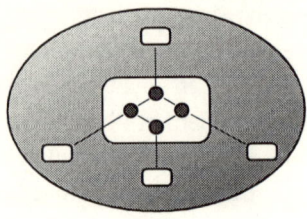 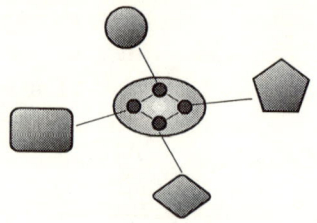

Abb. 13: Ein Projekt ist eine neue Organisation innerhalb einer Organisation oder eine Organisation zwischen mehreren Organisationen.

Eine Projektorganisation aufzubauen bedeutet, ein neues soziales System, eine neue Organisation zu entwickeln. Auch wenn eine Projektorganisation ein zeitlich begrenztes und auf bestimmte Aufgaben konzentriertes soziales System ist, so ist sie doch als eigenständige Organisation zu sehen. Sie ist eine Organisation innerhalb einer Organisation oder zwischen mehreren organisierten sozialen Systemen (siehe Abb. 13).

Projekte können ihre Innovationsfunktion nur entwickeln, wenn sie einerseits ein eigenständiges Leben entfalten können und andererseits ihre Verbindung zu den Stammorganisationen aufrechterhalten und pflegen. Diese Notwendigkeit und die damit verbundenen Aufgaben werden häufig unterschätzt: die Grenzen der Projektorganisation werden nicht deutlich gezogen, d.h. die Mitgliedschaft der Projektteilnehmer bleibt unverbindlich oder die Aufgaben und Ziele des Projekts sind nicht klar definiert. Daher gelingt es oft nicht, eine eigenständige Arbeitskultur im Projekt zu entwickeln. Das Projekt kann auf diese Weise nichts wirklich Neues produzieren oder bleibt gegenüber den Stammorganisationen relativ wirkungslos.

Dimensionen von Projekten

* Projekte sind eine Organisationsform, um komplexe, neue, intersektorale und riskante Aufgaben in und zwischen Organisationen zu bewältigen. Sie sind Instrumente des geplanten organisatorischen Wandels.
* Projekte mobilisieren und reorganisieren Ressourcen aus einem oder mehreren Systemen für neue und herausfordernde Aufgaben.
* Projekte bieten eine Plattform, um neue und überraschende Kooperationen zu entwickeln und zu testen, die über die Grenzen von Abteilungen und Organisationen hinausgehen.
* Projektorganisationen sind "institutionalisierte Laboratorien", um zukünftige Pläne einer Organisation zu entwerfen, zu erproben und schrittweise zu etablieren.
* Projekte erlauben den Klienten und Mitarbeitern, neue Erfahrungen zu machen und neue Kompetenzen zu entwickeln, die sie in ihrer täglichen Arbeit nutzen können.
* Projekte sind nicht nur wichtig, um spezifische Probleme zu bearbeiten, sondern sie haben auch Auswirkungen auf die Trägerorganisation(en).

Dieser Entwicklungsprozeß lebt von der Differenz und der Spannung zwischen der Projektorganisation und der traditionellen hierarchischen Organisation, zwischen der Projektkultur und der Alltagskultur in der Organisation. Um diese Differenz zwischen dem Projekt und dem Alltagsleben nutzen zu können, braucht das Projekt eine eigene, stabile, zeitlich begrenzte und anerkannte Organisation (siehe Abb. 14).

Projekte sind nicht nur Antworten auf komplexe und neuartige Problemstellungen, sie sind auch eine Antwort auf die Hierarchiekrise in den unterschiedlichsten gesellschaftlichen Organisationen. Wenn es Projekten gelingt, eine eigenständige Arbeitskultur aufzubauen – und das ist ihr Erfolgsrezept –, geraten sie

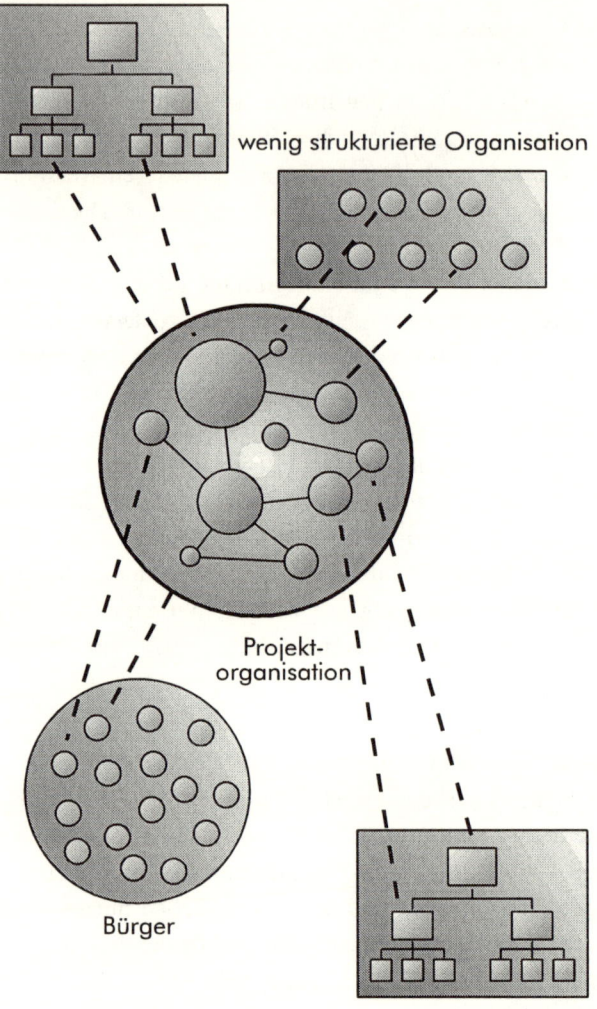

Abb. 14: Ein Projekt lebt von der Spannung zwischen verschiedenen Organisationskulturen – oder zerbricht daran.

notwendigerweise in einen Widerspruch zur etablierten, hierarchisch-bürokratisch verfaßten Organisation. "Im Projektmanagement wird daher dem jeweiligen Unternehmen, zumal wenn Projekte gut laufen, ständig dessen partielles Defizit vor Augen geführt. Dieser Umstand ist so konfliktträchtig, daß Projektmanagement niemals als bloß zusätzliches Instrument aufgefaßt werden kann, das sich harmonisch einordnen ließe. Es geht vielmehr um einen bewußtwerdenden System- und Organisationswiderspruch: Projektmanagement deckt die Schwächen unserer bestehenden hierarchischen und bürokratisch-funktionalen Arbeitsorganisation auf." (Heintel/Krainz 1990, S. 2)

Projektmanagement ist daher immer auch das Management dieses Widerspruchs. Gesundheitsförderungsprojekte bekommen das häufig zu spüren: in Schulen, Betrieben, Krankenhäusern, in Auseinandersetzungen mit Verwaltungen. Besonders auch in Gesellschaften, die gerade dabei sind, festgefügte, bürokratisch kontrollierende Systeme umzubauen, ist diese Dimension von Projektarbeit sorgfältig zu beachten, als Chance und als Schwierigkeit. Projektmanagement kann diesen Widerspruch nutzen und muß gleichzeitig darauf achten, daß die Kulturdifferenz nicht zu groß wird, um Anschlußfähigkeit zu behalten.

Schlüsselprozesse in der Organisationsentwicklung durch Projektmanagement

Politik entwickeln – Entscheidungsprozesse fördern

Politikentwicklung für Gesundheitsförderung ist nicht nur auf einer nationalen, regionalen oder lokalen Ebene notwendig, sondern auch innerhalb von Organisationen. Gesundheitsförderung bedeutet, das Kriterium Gesundheit in die Handlungen und Entscheidungsprozesse eines Systems einzuführen. Wir gehen davon aus, daß Entscheidungen grundlegend für die Entwicklung einer Organisation sind. Durch Entscheidungen werden die Handlungsalternativen für die nähere Zukunft ausgewählt und festgelegt. Prozesse der Entscheidungsvorbereitung und der Entscheidungen sind notwendige Gelegenheiten der (Selbst-)Beobachtung und (Selbst-)Beschreibung eines Systems. Sie sind Gelegenheiten, neue Orientierungen in die Arbeit einzuführen. In Entscheidungsprozessen wird der Einsatz von Ressourcen festgelegt und die Arbeitsorientierung symbolisiert. Jede Neuerung muß, wenn sie im System verankert sein will, in einer Entscheidung Niederschlag finden. Nur jene Veränderung oder Innovation, die Eingang in die für ein System wichtigen Entscheidungsprozesse findet, wird dauerhafte Geltung und Verbindlichkeit im System erlangen (siehe Abb. 15).

Wissen neu organisieren – Ressourcen der Experten erweitern und verknüpfen

Neue Aufgaben brauchen zu ihrer Bearbeitung meist auch neue Expertisen. Vor allem erfordern neue Aufgaben einen veränderten Einsatz und neue Kombinationen von Wissen. Die Erfahrungen aus der Organisationsberatung zeigen, daß in einer Organisation häufig das notwendige Wissenspotential für die Bewältigung neuer Aufgaben vorhanden ist, diese jedoch die eigenen Ressourcen nicht erkennen und nutzen kann. Ein Spital verfügt über große fachliche Ressourcen für die Gesundheitsförderungsarbeit, aber die Kenntnisse und Erfahrungen seiner Mitarbeiterinnen sind auf ein ganz anderes Ziel gerichtet. Know-how ist für sich genommen noch keine ausreichende Basis für eine Veränderung. Erst in der Verknüpfung des Wissens unterschiedlicher Expertinnen und der Erfahrung unterschiedlicher Gruppen für die Bearbeitung des Problems können die Ressourcen genutzt werden. Organisationsentwicklung bedeutet, Erfahrungen und Kenntnisse auf neue Weise zu verknüpfen, neue Arbeitszusammenhänge zu kreieren. Manchmal ist es auch notwendig, neue Expertisen in die Organisation einzubringen.

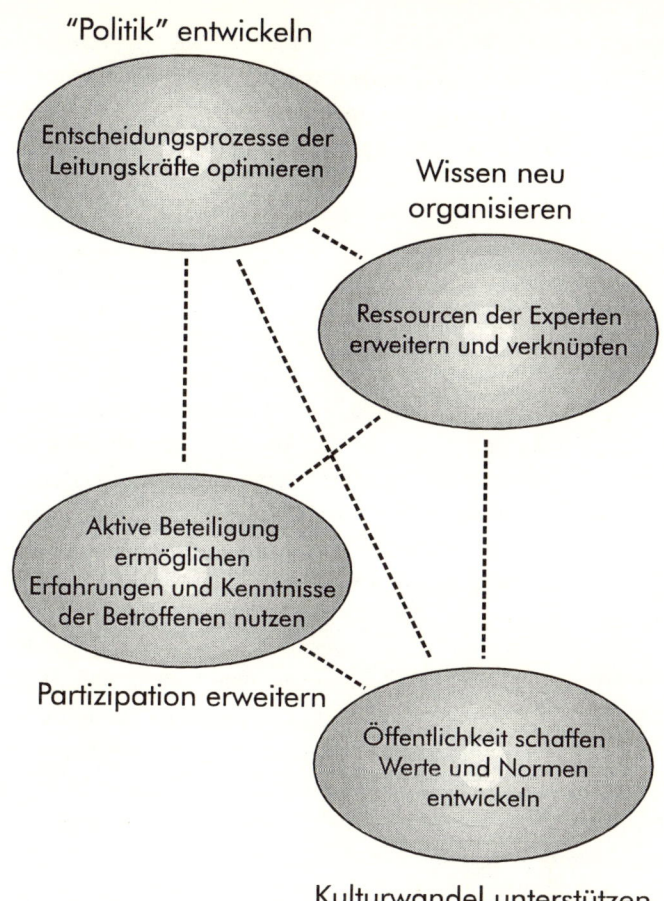

"Politik" entwickeln

Entscheidungsprozesse der
Leitungskräfte optimieren

Wissen neu
organisieren

Ressourcen der Experten
erweitern und verknüpfen

Aktive Beteiligung
ermöglichen
Erfahrungen und Kenntnisse
der Betroffenen nutzen

Partizipation erweitern

Öffentlichkeit schaffen
Werte und Normen
entwickeln

Kulturwandel unterstützen

Abb. 15: Schlüsselprozesse der Organisationsentwicklung

Der Versuch, Kenntnisse, die in unterschiedlichen Sektoren, zum Beispiel an verschiedenen Punkten eines Spitals oder eines anderen Betriebes, angesiedelt sind, durch neue Aufgaben in neuer Weise zu verknüpfen, ist selbst eine sehr anspruchsvolle Organisationsaufgabe. Sie muß eingespielte Arbeitsabläufe, Traditionen, Statusprobleme und Fachsprachen berücksichtigen. Die Grenzen eines Settings für ein Aktionsprogramm oder ein Projekt müssen so gezogen werden, daß diese Ressourcen entweder im Setting selbst durch entsprechende Experten repräsentiert sind oder der Zugang zu ihnen bei Bedarf gesichert ist.

Partizipation erweitern – aktive Beteiligung ermöglichen

Organisationsentwicklung ist in unserem Verständnis auf breite Partizipation angewiesen. Eine Organisation muß ihre Ressourcen mobilisieren – gerade bei jenen Veränderungen, die für die Mitarbeiter mit neuen Aufgabenstellungen verbunden sind und neue Qualifikationen und Arbeitsorientierungen verlangen. Wir sprechen hier vor allem von Veränderungen, die nicht durch technische Innovationen allein geleistet werden können, sondern auf die Akzeptanz und Motivation der betroffenen Personen angewiesen sind, um erfolgreich zu sein.

Erfahrungen aus dem Projektmanagement zeigen, daß der Erfolg eines Projekts von zwei Voraussetzungen abhängig ist: von der inhaltlichen Qualität des Projekts und von der Akzeptanz der Betroffenen. Für den Erfolg von Gesundheitsförderung ist die Beteiligung von Betroffenen nicht nur aus ideellen Gründen unverzichtbar, sondern sie gewährleistet die Verbindung von strukturellen Maßnahmen mit den persönlichen Entwicklungschancen für Gesundheit.

Für die Definition eines Settings bedeutet dies: Das Setting ist so zu wählen, daß die für das jeweilige Gesundheitsförderungsprojekt notwendige Beteiligung der betroffenen Mitarbeiter und Klientinnen möglich ist. Dies setzt eine sorgfältige Vorgangsweise in der Identifizierung der Betroffenen voraus.

Wenn wir in Rechnung stellen, was über die begrenzte Steuerbarkeit von sozialen Systemen gesagt wurde, so wird deutlich, welche Bedeutung diesem Prozeß einer aktiven Involvierung von Führungskräften, Expertinnen und Betroffenen in der Entwicklung eines Systems zukommt. Mathematisch kann diese Relation zwischen Qualität und Akzeptanz folgendermaßen ausgedrückt werden:

Projekterfolg = f(Qualität, Akzeptanz)

Daraus folgt, daß ein Projekt von hoher inhaltlicher Qualität, das aber nicht auf Akzeptanz bei den Adressaten stößt, keinen Erfolg verzeichnen wird – ein Phänomen, das sich an zahlreichen Gesundheitsinformationskampagnen aufzeigen läßt.

Kulturwandel unterstützen – Werte und Normen entwickeln

Ein solcher Prozeß der Organisationsentwicklung eröffnet den Beteiligten neue Arbeits- und Kooperationserfahrungen, z.B. durch überraschende Vernetzungen zwischen Mitarbeitern auf unterschiedlichen Hierarchieebenen und aus verschiedenen Berufsgruppen. Dadurch werden gleichzeitig neue Werte und Orientierungen in die Organisation eingeführt. Durch die Projektinhalte, aber wahrscheinlich mehr noch durch eine veränderte Herangehensweise an Entscheidungen – durch das, was Führungskräfte beachten und bewerten, wofür sie sich einsetzen – wird die Kultur geprägt (Schein 1986). Der Erfolg eines Organisationsentwicklungsprozesses im Rahmen eines Gesundheitsförderungsprojekts ist auch stark davon abhängig, ob es gelingt, Öffentlichkeit für neue Themen und Arbeitsweisen zu schaffen und die öffentliche Bewußtseinsbildung zu stimulieren. Die Öffentlichkeitsarbeit eines Projekts ist in diesem Kontext von organisationsbezogenem Kulturwandel zu sehen und bewußt zu konzipieren. Die Kultur einer Organisation – ihre Normen, Werte und Grundannahmen, die das Verhalten durch Erwartungshaltungen und Sanktionen steuern – ist wesentlich schwerer zu verändern, als individuelle Qualifikationen, technische Abläufe oder arbeitsorganisatorische Strukturen es sind.

8. Angelpunkte der Projektentwicklung

Projektmanagement kann als Aufgabe, Managementtätigkeit oder als professionelle Rolle bzw. Organisationseinheit (Projektkoordinator, Stelle, Abteilung) verstanden werden. Zu den zentralen Aufgaben von Projektmanagement gehört es, Ziele und Aktivitäten zu definieren, eine den Problemen adäquate Projektorganisation aufzubauen und den Transfer der Projektergebnisse zu gewährleisten (siehe Abb. 16).

Eine Projektorganisation braucht, um wirkungsvoll arbeiten zu können:

* eine klar definierte Aufgabe und einen Vertrag
* eine transparente und leistungsfähige Entscheidungsstruktur
* eine mit der Aufgabenstellung übereinstimmende Zusammensetzung des/der Team(s)
* Raum und Zeit für die Projektarbeit und die dazu notwendigen Ressourcen
* Investitionen in die soziale Entwicklung des Projekts
* zirkuläre Zielplanung
* einen klar definierten und in Abschnitte gegliederten Arbeitsplan
* Projektmarketing
* regelmäßige Selbstevaluation und Berichterstattung
* Verbindung zu relevanten Entscheidungsprozessen in der Linienorganisation
* einen kontinuierlichen Transfer der Projekterfahrungen und Resultate in die Linienorganisation
* die Wahrnehmung von Leitungsfunktionen
* externe Unterstützung: Training, Supervision oder Organisationsberatung

Keep changing the plan

Das entscheidende Erfolgskriterium von Projektmanagement, gerade auch in einem Arbeitsgebiet wie der Gesundheitsförderung, liegt in der Balance von konsequenter Strukturierung und

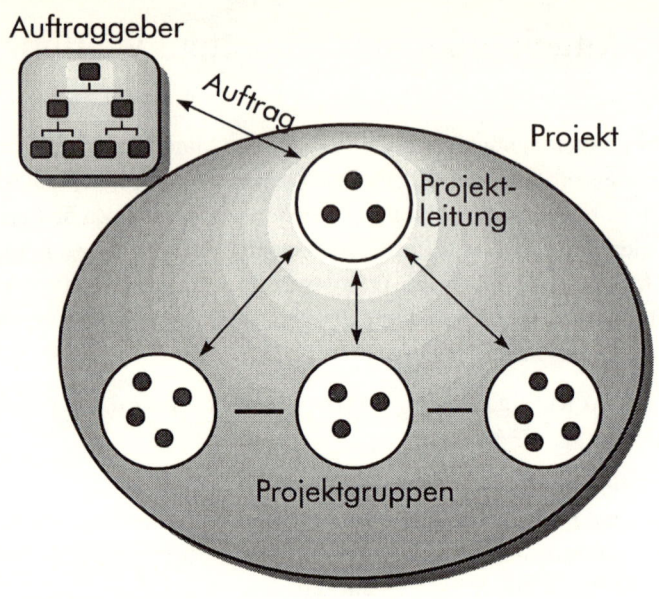

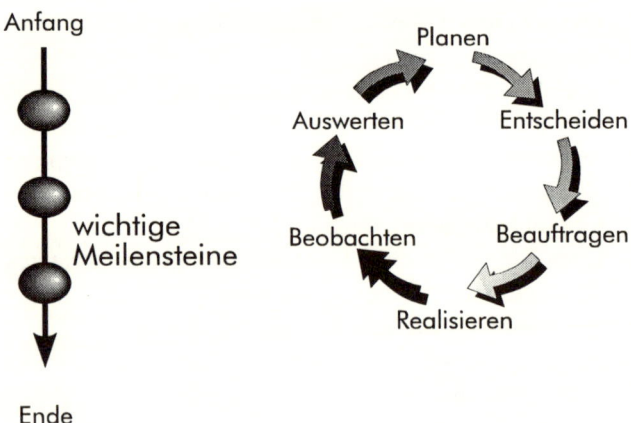

Abb. 16: Wichtige Elemente eines Projekts

Offenheit für neue Situationen. Es gilt, die Arbeitsprinzipien und Techniken des Projektmanagements konsequent zu nutzen und gleichzeitig flexibel auf die konkreten Anforderungen und Bedingungen im jeweiligen Arbeitsfeld zu reagieren. Der Planbarkeit und Steuerbarkeit von sozialen Prozessen sind deutliche Grenzen gesetzt. Das gilt für etablierte hierarchische Organisationen und natürlich auch für Projekte. Viele Gesundheitsförderungsprojekte, die öffentlich präsentiert werden, weisen – im Rückblick betrachtet – eine perfekte Organisation auf. Selten ist zu sehen, wie diese Organisation und ihre Arbeitsprinzipien Schritt für Schritt entwickelt wurden; wie das System ständig überprüft und verbessert wurde; wie chaotische Situationen und Krisen bearbeitet und Pannen behoben wurden.

Ein Projekt genau nach Plan gibt es nicht. Ein "Projekt" ohne Plan wird kein Projekt. "Keep changing the plan" ist eine wichtige Kunstfertigkeit für erfolgreiche Projekte. "Wenn das halbe Projekt vorbei ist und Du arbeitest immer noch nach demselben Plan und demselben Budget, dann läuft irgend etwas wirklich falsch" (Marnes 1990, S. 7). Kenntnisse und Fähigkeiten für Projektmanagement sind notwendig, um ein Projekt sinnvoll zu steuern, aber Projekte folgen keinen Rezepten. Viele Projekte sind mit vergleichbaren Problemen konfrontiert, aber kein Projekt gleicht dem anderen. Projektmanagement als theoriegeleitetes Konzept und Methode gibt eine Leitlinie und Werkzeuge an die Hand, ein Projekt mit seinen spezifischen Rahmenbedingungen zielgerichtet zu entwickeln. Planbar sind meist nur die nächsten Schritte. Um den sinnvollen nächsten Schritt tun zu können, brauche ich jedoch eine Vorstellung von den gewünschten Ergebnissen und möglichen Wegen. Und ich brauche Instrumente, die mögliche Zukunft zu strukturieren (siehe auch den Abschnitt über zirkuläre Zielplanung). Projektmanagement ist als Konzept und persönliche Kompetenz nicht nur hilfreich für große und erfolgreiche Projekte. Projektförmiges Arbeiten kann helfen, Arbeitsvorhaben unterschiedlicher Größe, Dauer und organisatorischer Komplexität effektiver zu gestalten, vor allem in Arbeitsgebieten mit diffusen Aufgabenstellungen und Erfolgskriterien und mit der Tendenz zur ständigen Überforderung der Akteure durch inhaltlich überzeugende, aber unrealistische Vorhaben.

Nur was abgegrenzt ist, kann geplant werden

Ein Projekt bezeichnet eine abgegrenzte Aufgabe und ein soziales System. Es wird für diese Aufgabe konstituiert. In dieser Abgrenzbarkeit liegt eine Stärke der Projektarbeit. Sie entscheidet auch wesentlich über die Projektwürdigkeit einer Aufgabe.

Für Gesundheitsförderung kann diese inhaltliche, zeitliche und organisatorische Abgrenzung sehr hilfreich sein. Das Aufgabengebiet von Gesundheitsförderung tendiert zur Uferlosigkeit, man könnte immer auch mehr und anderes machen. Dies mag auch daher rühren, daß Gesundheit nicht so leicht abgrenzbar ist wie Krankheit und daß die Bedingungen von Gesundheit in jeder Situation vielfältig sind. Diese breiten Veränderungsansätze verleihen der Gesundheitsförderungsarbeit oft einen sehr diffusen Charakter. Sie gerät leicht in einen allumfassenden Anspruch zur Verbesserung von Gesundheit, der für Organisationen schwer aufzugreifen ist.

Gerade wenn es sich wie bei Gesundheitsförderung um sehr offene Arbeitsprogramme handelt, deren Ergebnisse nicht vorherplanbar sind und in denen den Beteiligten eine aktive Rolle zukommen soll, sind Abgrenzung der Aufgabe und Definition der Arbeitsweise besonders wichtig. Eine paradoxe Situation: Je offener der Arbeitsprozeß, desto stabiler müssen die Grenzen der Arbeit, desto sicherer die Spielregeln sein.

Auftragsgestaltung

Ein Auftrag ist die Arbeitsgrundlage eines Projekts. Der Auftrag verbindet das Projekt mit der Stammorganisation oder mehreren beteiligten Organisationen. Der Auftrag informiert darüber, wer an dem Projekt und seinen Ergebnissen interessiert ist. Er gibt der Arbeit der Projektmitglieder einen Rahmen und Legitimität für ihre Mitwirkung. Die Formulierung und Entscheidung über einen Projektauftrag involviert die Entscheidungsträger der interessierten Organisationen in die Projektarbeit. Die Verhandlungen über einen Auftrag bieten Gelegenheit, die Bedingungen der Projektarbeit zu klären, z.B. welche Aufgaben in dem Projekt bearbeitet werden sollen und welche sicher nicht zum Projekt gehören oder wie der zeitliche Rahmen für das Projekt aussehen soll. Die Projektkoordinatorin kann sich vergewissern, was sich der Auftraggeber vom Projekt erwartet, wann er das Projekt als erfolgreich und wann als gescheitert ansehen würde und welche Ressourcen der Auftraggeber für das Projekt bereitstellen will. Wenn mehrere Organisationen in das Projekt involviert sind, ist die Phase der Auftragsformulierung eine gute Möglichkeit, die Motive für das gemeinsame Unternehmen zu erkunden und die Kooperationsbedingungen zwischen den Partnern zu klären.

Die Auftragsdefinition ist keine einmalige Angelegenheit, die mit Beginn des Projekts abgeschlossen ist, sondern muß als Prozeß verstanden werden. Der Auftrag muß während der gesamten Projektdauer immer wieder überprüft und konkretisiert werden. Auf diese Weise wird er sich langsam von einem Rahmenvertrag zu einem konkreten Programm entwickeln. Damit sind auch die Auftraggeber kontinuierlich in die Entwicklung des Projekts eingebunden.

Das Instrument der Beauftragung wird in einer Projektorganisation auf unterschiedlichen Ebenen Anwendung finden: zwischen einer Stadt als Auftraggeber und einem Gesunde-Städte-Projekt; zwischen den Partnern, die sich an einem Projekt beteiligen; zwischen der Leitung einer Organisation und der Projektleitung. Aber auch zwischen der Projektleitung und einer (Sub-) Projektgruppe, die für bestimmte Aufgaben zuständig ist, stellt die Vereinbarung eines definierten Auftrags ein geeignetes Mittel dar, um Mitwirkung der Projektgruppenmitglieder formell und symbolisch abzusichern. Nicht zuletzt hilft der Auftrag,

Fragestellungen zur Spezifizierung eines Projektauftrags

1. Zieldefinition und Abgrenzung

Wenn das Projekt ...(Ende 94)... erfolgreich abgeschlossen ist:

- Was wissen wir dann besser?
- Was liegt dann vor?
- Was haben wir dann erreicht?
- ....

- Was wollen wir dabei besonders berücksichtigen?
- Was ist uns besonders wichtig?
- Was soll <u>nicht</u> Gegenstand dieses Projekts sein?

2. Erfolgs- und Qualitätskriterien

- Welche Kriterien müßte das Ergebnis erfüllen, damit das Projekt für uns ein Erfolg ist?
- Woran könnten wir das im Alltag merken?
- Was würden wir als Mißerfolg sehen?
- Was wollen wir auf jeden Fall vermeiden?

Abbildung 17
© Grossmann/Veith 1993

3. "Strategien" des Scheiterns

- Wie könnten wir das Projekt "erfolgreich" zum Scheitern bringen?
- Welchen Beitrag könnten dazu die Entscheider leisten?
- Welchen der Projektleiter?
- Welchen der Berater?
- Welchen Beitrag könnten wir selbst dazu leisten?

4. Ressourcen

- Welche Ressourcen benötigen wir?
- Welches PG-Mitglied besitzt welche zur Zielerreichung notwendigen Kenntnisse?
- Wer hat welche Kontakte?
- Wen wollen wir unbedingt noch "ins Boot" holen?
- Wen sollten wir uns als zusätzliche Unterstützung gewinnen (Auskunftsperson / regelmäßiger Konsulent)?
- Wo brauchen wir auf alle Fälle externe Beratung?

5. Welche Absprachen sind zu treffen?

am Ende des Projekts die Ergebnisse mit den anfänglichen Zielen zu vergleichen, den Erfolg zu bewerten. Der Auftrag und der Prozeß der Auftragsformulierung sind wichtige Interventionsinstrumente für die Organisationsentwicklung. Der Auftrag ist ein Kommunikationsmedium, das hilft, Ideen, Wünsche und Absichten mit konkreten Handlungen zu verbinden.

Die Abbildung 17 aus einem Projektmanagement-Training zeigt beispielhaft, mit welchen Fragestellungen die Konkretisierung eines Projektauftrags erarbeitet werden kann, z.B im Rahmen eines Kickoff-Meetings oder einer längeren Startklausur eines Projekts.

Die Entwicklung von Strukturen

Soziale Systeme entwickeln sich, wie schon erwähnt, über Kommunikationsstrukturen. Neue Probleme können nur bearbeitet und neue Ideen nur realisiert werden, wenn geeignete Arbeits- und Entscheidungsstrukturen aufgebaut werden. Wissen, Ideen und Engagement alleine können soziale Systeme nicht verändern. Sie müssen in Kommunikationen eingeführt und übersetzt werden. Es ist faszinierend, die Diskrepanz zwischen dem Reichtum an Ideen und Wissen in Organisationen und dem Fehlen von Strukturen und Verfahren, dieses Wissen in Praxis umzusetzen, zu beobachten.

Gewöhnlich sind wir fasziniert von Ideen und Plänen, aber Strukturen und Verfahren betrachten wir als notwendige Übel. Diese Gefühle können von den Erfahrungen, die wir in und mit Organisationen gemacht haben, herrühren, denn die meisten Erfahrungen in hierarchischen Organisationen sind eng mit Unterordnung und persönlichen Restriktionen verbunden. Andererseits bieten Strukturen und Verfahren Sicherheit und entlasten einzelne, jeden Arbeitsschritt neu zu gestalten und Verantwortung dafür zu übernehmen. Projekte ermöglichen Erfahrungen mit unterstützenden und stimulierenden Arbeitsstrukturen und Entscheidungsprozessen.

Das Alltagsleben in Organisationen ist stark durch informelle Beziehungen geprägt. Je mehr eine Organisation in einer bürokratischen Weise strukturiert ist, desto eher kann man das Aufblühen von informellen Beziehungen beobachten. Dies sieht auf den ersten Blick sehr flexibel und lebendig aus. Erfahrungen der Organisationsforschung zeigen jedoch, daß jene Organisationen, die wichtige Entscheidungen auf einer informellen Ebene treffen, zu den inflexibelsten Organisationen gehören. Bespiele dafür sind staatliche Verwaltungsorganisationen, Gewerkschaften, aber auch Spitäler und Schulen (Wimmer 1988).

Organisationen entwickeln sich über formale Strukturen. Jene Handlungen und Ideen, die Eingang in die formalen Entscheidungsstrukturen und die professionellen Rollen gefunden haben, bestimmen den sozialen Entwicklungsstand einer Organisation. Es ist eine zentrale Anforderung an Projektarbeit, formale Strukturen ernst zu nehmen, neue Regelungen und Verfahren zu entwickeln und diese zu erproben.

Gesundheitsförderung birgt die Tendenz in sich, ein sehr informelles Geschäft zu sein. Da die Initiatorinnen und Projektbetreiber für Gesundheitsförderung in der Situation stehen, Gesundheit als neues Kriterium in auf andere Felder spezialisierte Organisationen einzuführen, ist die Verführung sehr stark, auf informelle Beziehungen zu bauen – sich mit der Gesundheitsförderung quasi in die Organisationen einzuschleichen. Informelles Vernetzen ist ein wichtige, aber nicht ausreichende Basis für die Entwicklung sozialer Systeme.

Projekte haben auch eine hohe Anziehungskraft auf Menschen, die eine Auseinandersetzung mit organisationsbezogenen Fragen meiden wollen. Projekte sind aber nur dann effektiv, wenn sie auf die formalen Strukturen der beteiligten Organisationen bezogen sind. In einem Projekt muß die Entwicklung formaler

Strukturen betrieben werden, damit es seine Funktion als vor-
bildhaftes Praxismodell für effektive Strukturen erfüllen kann.
Gerade in den Sektoren der öffentlichen Verwaltung, Erziehung
und Gesundheit ist ein produktiver Umgang mit formalen Strukturen nicht sehr entwickelt. Daher haben Projekte in diesen
Feldern die besondere Aufgabe, neue Erfahrungen mit transpa-
renten Planungs- und Entscheidungsprozessen, verbindlichen
Vereinbarungen sowie mit der sorgfältigen Handhabung von
Information zu ermöglichen.

Definition der Mitglieder eines Projekts

Die personelle Zusammensetzung eines Projekts bestimmt sein
Innovationspotential und die Wahrscheinlichkeit eines erfolgreichen Transfers der Ergebnisse in die Alltagsarbeit wesentlich
mit. Die Auswahl der geeigneten Mitglieder für ein Projekt ist
nach der Abgrenzung des Settings die zweite entscheidende
Grenzziehung.

Wer soll in das Projekt miteinbezogen werden? Wer ist für die
Erfüllung des Auftrags wichtig? Wer verfügt über wichtige Informationen und Kontakte? Wer hilft, die Verbindung zu wichtigen Interessentengruppen zu finden? Wer kann den Anschluß
an die Entscheidungsprozesse sichern? Wer kann wichtige Beiträge zur Zusammenarbeit im Projekt leisten? Die Auswahl der
Projektmitglieder ist sorgfältig auf die Ziele und Aufgaben zu
beziehen. Die Erfahrungen mit Projektmanagement zeigen, daß
die folgenden Kriterien zusätzlich helfen können, die Frage nach
den notwendigen Ressourcen und Mitgliedern zu entscheiden.
Ressourcen, die in einem Projekt notwendig sind, umfassen:

* *Wissenskapital:* Kenner der Materie, Expertinnen, die die
  Problemanalyse unterstützen und neue Ideen entwickeln
  können.

* *Entscheidungskapital:* Entscheidungsträgerinnen in einem politischen, institutionellen oder organisatorischen Kontext, die durch ihre Rolle und Funktion autorisiert sind. Personen mit guten persönlichen Zugängen zu Entscheidungsstrukturen.
* *Beziehungskapital:* Mitarbeiter mit großer Akzeptanz, guten Beziehungen und einem hohen informellen Einfluß in den beteiligten Systemen.
* *Kapital der Betroffenheit:* Interessenten, Anwenderinnen, Umsetzer und Aktivistinnen (Conecta 1994).

Das Fehlen von nur einer dieser Ressourcen beeinflußt unter Umständen entscheidend die Arbeitsfähigkeit und den Erfolg eines Projektteams. Die Definition des Auftrags und der Mitgliedschaft legt die Grenzen der Projektorganisation fest und schafft das Innovationssystem. Die Auswahl und Entscheidung über die Projektmitglieder ist ein Prozeß, der nicht nur einmalig zu leisten ist. Im Verlauf eines Projektes kommen immer wieder neue Aufgaben hinzu, die neue Ressourcen und eine organisatorische und personelle Ausdifferenzierung des Projekts erfordern. Mitglieder scheiden aus, neue kommen dazu. Diese Ereignisse verlangen, daß die Frage der Mitgliedschaft und damit der sozialen Abgrenzung während des gesamten Projektverlaufs zu bearbeiten ist.

Transparente Regeln für die Mitgliedschaft, über Ein- und Austritt, über die Rechte und Pflichten, die sich an die Mitgliedschaft knüpfen, helfen, die Grenzen stabil und gleichzeitig flexibel zu halten. Rituale für die Begrüßung und Verabschiedung von Mitgliedern sowie formelle Schritte wie schriftliche Bestätigungen der Mitgliedschaft unterstützen diesen für jedes Projekt heiklen Prozeß. Gezielte Maßnahmen der sozialen Integration für neue Mitglieder – wie Informationsveranstaltungen, Begleitung durch erfahrene Projektmitarbeiterinnen – helfen, dem Projekt Arbeitsfähigkeit und inhaltliche Kontinuität zu sichern.

Überraschende Vernetzung als
Interventionsinstrument

Überraschende Vernetzungen herzustellen, ist ein Hauptinstrument von Organisationsentwicklung. Ein wichtiges Merkmal dieser Vernetzung ist, daß sie die Grenzen zwischen professionellen Gruppen, hierarchischen Ebenen, Entscheidungsträgern und Betroffenen oder zwischen Abteilungen einer Organisation, bezogen auf eine bestimmte Aufgabe, ein Stück weit rückgängig macht. Diese strategische Verknüpfung unterschiedlicher Expertisen und Erfahrungen hat sich in hohem Maß produktiv für die Bewältigung neuer Probleme und Aufgaben herausgestellt und birgt Entwicklungschancen sowohl für die Projektmitglieder als auch für die Organisation.

Die Projektmitglieder erleben neue fachliche Herausforderungen und lustvolleres Arbeiten. Sie gewinnen ihre Motivation durch die Möglichkeit, im Projekt Arbeitserfahrungen und Kooperationen zu erleben, die in den Routinen der hierarchischen Alltagsorganisation nicht möglich sind. Neben den möglichen Karrierechancen, die mit erfolgreichen Projekten entstehen können, ist dies der persönliche Ertrag für die Extraarbeit, die meist mit einem Projekt verbunden ist.

Die Erfahrungen der Projektmitglieder haben auch Rückwirkung auf die Entsenderorganisationen. Die Organisation erhält die Chance, auf eine neue Weise die Kenntnisse und Erfahrungen der Mitarbeiter zu nutzen und Entwicklungen einzuleiten, die sie in den etablierten Organisationsformen nicht leisten kann.

Meistens sind die beteiligten Abteilungen oder Organisationen alleine nicht in der Lage, diese Intervention der Vernetzung zu setzen und die Voraussetzungen für unkonventionelle Kooperationsformen zu schaffen. Hier kann die Intervention durch einen Projektleiter oder durch eine externe Organisationsberaterin wichtige Impulse setzen. Die Intervention der Vernetzung erfordert einen Blick auf das Problemsystem als Ganzes und eine unabhängige Position gegenüber den einzelnen Subsystemen. Es ist sehr schwierig, die Einladung zu gemeinsamer und gleichberechtigter Arbeit über gewohnte Grenzen hinweg aus einem Teil des Systems zu initiieren, ohne daß die anderen sich untergeordnet fühlen (müssen).

Aufbau der Projektorganisation

Der organisatorische Aufbau ist ausschlaggebend für die Arbeitsweise und Produktivität eines Projekts. Dabei sind jene Angelpunkte der Organisationsentwicklung zu beachten, die wir schon im Kapitel 8 eingeführt haben: Entwicklung von Leitungs- und Entscheidungsstrukturen, Nutzung der fachlichen Ressourcen und Partizipation der Betroffenen.

Ein Projekt braucht eine Entscheidungs- und eine Arbeitsebene, die beide ihren Platz in der Organisationsstruktur und in den Rollen des Projekts finden müssen.

Projektteams – die Arbeitsebene – tendieren oft dazu, sich gegenüber den Entscheidungsträgern abzuschotten. Umgekehrt tendieren Entscheidungsträger dazu, wichtige Entscheidungen nicht zu treffen oder transparent zu machen, sich von den Projektgruppen ungenügend informiert oder hintergangen zu fühlen. Die Attraktivität der Mitarbeit in Projekten besteht zu einem Gutteil in der Möglichkeit des teilweisen Ausstiegs aus dem Korsett der alltäglichen, hierarchisch bestimmten Arbeit in der Organisation. Diese Erfahrungen sind verantwortlich für das große Engagement und die hohe Motivation der Teammitglieder, die oft ihre ganzen Energien in die fachliche Seite der Projektarbeit stecken. Dies führt auch dazu, daß Leitungsaufgaben vernachlässigt werden oder ihre Notwendigkeit ignoriert wird.

In einer Projektarbeit ist kontinuierlich eine Reihe von Leitungs-aufgaben zu erfüllen: globale Ziele in konkrete Teilziele zu über-setzen, Aufträge zu verhandeln, Vereinbarungen für die einzel-nen Arbeitsschritte zu treffen, Zeitpläne und Meilensteine fest-zulegen, Ressourcen zu mobilisieren, Zwischenergebnisse fest-zuhalten und weitere Schritte zu planen.

Entscheidungen sind grundlegend für die Entwicklung einer Organisation wie auch eines Projekts. Die Steuerungsebene ei-nes Projekts stellt die Verbindung des Teams und der geleiste-ten Arbeit zu den wichtigen Entscheidungen des Auftraggebers her. Ein Projekt soll strukturell so ausgestattet sein, daß es über alle wichtigen Belange auch zu Entscheidungen kommen und sicherstellen kann, daß diese Entscheidungen von der Auftrag-geberorganisation akzeptiert werden.

Projekte eröffnen darüber hinaus die Möglichkeit, neue For-men der Entscheidungsfindung zu erproben. Gewohnte hierar-chische Muster können durch Erfahrungen mit konsensorien-tierten Mustern ersetzt werden. Dies gibt Leiterinnen und Team-mitgliedern die Chance, neue und kreative Lösungen zu fin-den, die von allen akzeptiert werden. Ein Projekt kann zur Ent-wicklung einer neuen Organisationskultur vor allem dadurch beitragen, daß neue Verfahren der Entscheidungsfindung und Planung sowie neue teamorientierte Formen der Zusammenar-beit eingeführt werden.

Projekte werden öfters eingerichtet, um Probleme der Organi-sation abzuschieben, sodaß die Leitenden in einer Organisati-on es auf diese Weise vermeiden, die notwendigen Entschei-dungen zu treffen. Wenn das Team in seinem Entscheidungs-spielraum zu sehr beschränkt wird, fühlen sich die Projektmit-glieder bald entmutigt und gewinnen den Eindruck, daß das Projekt von den Auftraggebern nicht wirklich ernst genommen wird. Es empfiehlt sich daher, Vertreter der Leitungsebene der Auftraggeberorganisation in die projektinterne Entscheidungsstruktur einzubinden, jedoch in einer anderen Rolle. Hier geht es dann nicht darum, hierarchische Entscheidungsformen fortzusetzen, sondern kooperative Entscheidungsprozesse zu managen. Neuartige Entscheidungsstrukturen bedeuten nicht den Verzicht auf Leitungsrollen. Eine gut etablierte Projektleitung gibt Sicherheit nach innen und verleiht dem Projekt nach außen Sichtbarkeit und Bedeutung. Nicht das Fehlen von Leitung macht den Unterschied in der Kultur zwischen Projekt und Stammorganisation aus, sondern eine andere Form, Leitung wahrzunehmen.

Gesundheitsförderungsprojekte sind oft mit dem Problem konfrontiert, daß sie abgekoppelt von den Entscheidungsebenen der beteiligten oder finanzierenden Organisationen arbeiten (müssen).Viele Gesundheitsförderungsprojekte entstehen außerhalb von Organisationen. Sie werden durch engagierte Professionelle oder Bürgerinitiativen in Gang gesetzt und erst später an Organisationen herangetragen. Andererseits können wir beobachten, daß Projektgruppen durch finanzielle Förderungen oder einmalige Entscheidungen "beauftragt" werden. Meist ist dann jedoch das institutionelle Engagement der Organisationen zunächst erschöpft. Und nicht wenige Projektgruppen sind damit auch zufrieden, da eine solche Situation auch unabhängiges Arbeiten verspricht und die Projektidee "unverwässert" realisiert werden kann. Für die Verwertung der Ergebnisse und den Transfer in etablierte Systeme bietet eine solche Konstellation allerdings keine guten Voraussetzungen. Anschlüsse an relevante Entscheidungsprozesse herzustellen, ist eine zentrale Aufgabe im Interesse längerfristiger Wirkungen der Projektarbeit (vergleiche die Fallgeschichte in Kap. 10).

Zwei gelungene Modelle sollen illustrieren, wie eine Projektorganisation aufgebaut werden kann. Auch sie wurden Schritt um Schritt entwickelt und nicht in einem Wurf geschaffen.

Das Gesunde-Städte-Projekt in Horsens (Dänemark)

Die programmatische Grundlage für das Gesunde-Städte-Projekt der WHO sind das WHO-Programm "Gesundheit für alle bis zum Jahr 2000" und die Richtlinien der Ottawa Charter. Das Gesunde-Städte-Projekt ist ein langfristig angelegtes Entwicklungsprojekt mit dem Ziel, Gesundheit auf die Tagesordnung der Entscheidungsträger in den europäischen Städten zu setzen und in den Kommunen eine einflußreiche Lobby für öffentliche Gesundheit aufzubauen. Letztlich geht es in dem Projekt um die Verbesserung des körperlichen, geistigen und sozialen Wohlbefindens und Umweltmilieus der Menschen in den Städten Europas (Tsouros 1991).

Horsens, eine Stadt von ca. 60.000 Einwohnern, gehörte zu den ersten Städten im internationalen Netzwerk des Gesunde-Städte-Projekts. Im Kreise der dort versammelten Städte ist sie vergleichsweise klein, doch birgt sie als Industriestadt genug gesundheitliche, ökologische und soziale Herausforderungen für ein innovatives Gesundheitsförderungsprojekt. Für die intersektorale Zusammenarbeit und die öffentliche Sichtbarkeit des Projekts scheint diese Größe sogar sehr gut geeignet zu sein. Insofern eignet sich Horsens hervorragend als Modell für kleinere Städte.

Die Projektleiter haben sich die Aufgabe gestellt, bereits bestehende Initiativen zur Gesundheitsförderung in konkreten Projekten zu organisieren und neue Ideen von Bürgerinnen und Institutionen rasch und unbürokratisch in die Praxis umzusetzen. Die Fachkräfte des Projekts haben ausschließlich beratende Funktion für die in den Einzelprojekten engagierten Bürger und Initiativen.

In den Einzelprojekten werden folgende Prinzipien beachtet:

* ein hoher Grad an Multisektoralität
* direkte Bürgerbeteiligung
* Dimensionen der Organisationsentwicklung
* hoher Bekanntheitsgrad und deutliche Sichtbarkeit
* Auswirkung auf die gesundheitsfördernde Gesamtpolitik der Stadt

In einem Stadtprojekt kann das Projekt als Organisations-einheit innerhalb oder außerhalb des städtischen Gesundheits-ressorts eingerichtet werden. In Horsens ist das Projekt als Stiftung außerhalb der Kommunalverwaltung organisiert. Dieses Modell hat große Vorteile, wie der Projektkoordinator betont: "Diese Form – also mit einer kleinen Einheit außerhalb der Administration – sichert schnelle Handlungsmöglichkeiten ohne die kommunale Bürokratie. Es sichert einen kurzen Weg zwischen Ideen und Handlungen und ist auch unabhängig von unterschiedlichen politischen und anderen Interessen" (Scala/ Grossmann 1989, S. 52). Diese Organisationsform garantiert kommunalpolitisches Engagement und ermöglicht die Zu-sammenarbeit zwischen Basisinitiativen, Fachleuten und der Kommunalverwaltung.

Dieses neue soziale System, die Gesunde-Stadt-Projektorgani-sation, setzt sich aus drei Einheiten zusammen: einer politi-schen Entscheidungsebene (Gesundheitskomitee), einer fach-lichen Beratung (Expertengruppe) und einer Einheit, die für die konkrete Umsetzung und praktische Arbeit sorgt (Gesun-de-Stadt-Büro). Von hier aus werden die einzelnen Subpro-jekte geplant, eingerichtet und koordiniert. Diese drei Einhei-ten verkörpern alle vier Arten von Ressourcen, die im Ab-schnitt "Definition der Mitglieder des Projekts" angeführt sind (siehe Abb. 18).

Vier Organisationsprinzipien werden in der Organisations-struktur des Projekts verwirklicht:

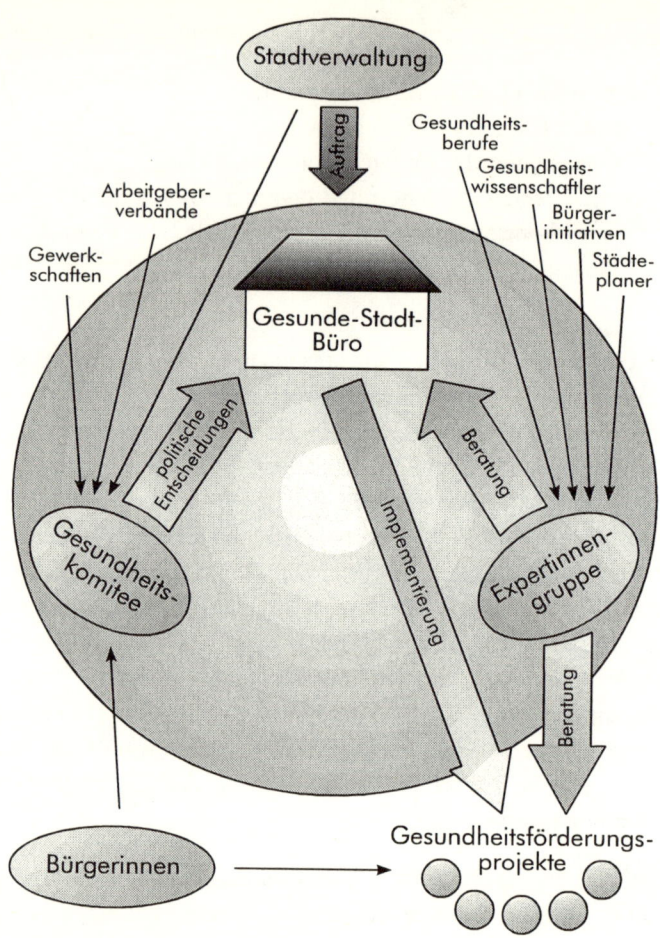

Abb. 18: Die Projektorganisation des
Gesunde-Städte-Projekts in Horsens

* Aufbau einer formellen Struktur
* direkte Repräsentation der Bürger in der Projektstruktur
* Aufbau von Kooperationsstrukturen zwischen traditionell
  getrennt agierenden Sektoren in der Stadt
* hohe Sichtbarkeit des Projekts für alle realen und potentiel-
  len Interessenten

Das Wiener WHO-Modellprojekt
"Gesundheit und Krankenhaus"

Das WHO-Modellprojekt "Gesundheit und Krankenhaus" führt Gesundheitsförderung im Krankenhaus auf vier verschiedenen Ebenen ein:

* Entwicklung neuer gesundheitsförderlicher Dienstleistungen für Patienten und Patientinnen
* Stärkere Beachtung und geplante Förderung von Gesundungsprozessen im Rahmen der kurativen medizinischen und pflegerischen Betreuung
* Umgestaltung des Spitals in eine gesündere Arbeits- und Lebenswelt für Personal, Patienten und Besucher durch Einbeziehung der Gesundheitsaspekte in alle Entscheidungsprozesse des Krankenhauses
* Wahrnehmung der Rolle eines Vorreiters, Vorbilds und Anwalts für Gesundheitsförderung im Bezirk

Methodisch wird mit Projektmanagement nach der Philosophie der systemischen Organisationsberatung vorgegangen (Pelikan et al. 1992, 1993). Der Schwerpunkt des Projekts "Gesundheit und Krankenhaus" liegt in der Konzentration auf die schrittweise Entwicklung der Organisation Krankenhaus zu einer gesundheitsförderlichen Lebenswelt für Beschäftigte und Patienten.

Als Kooperationspartner im Projekt "Gesundheit und Krankenhaus" fungieren die WHO-Europa als Initiator und Förderer, die Gemeinde Wien als Auftraggeber, die Krankenanstalt Rudolfstiftung als Modellspital, das Ludwig Boltzmann-Institut für Gesundheits- und Medizinsoziologie (LBI) als Beratungs- und Forschungsinstitution. Dazu wurden noch einige Beobachtergruppen eingerichtet, um den Transfer der Erfahrungen und Ergebnisse in andere Systeme (Spitäler etc.) zu unterstützen.

Wenn ein kleines Team von Beraterinnen mit einem großen und komplexen Spital zusammenarbeitet, bedarf es für erfolgreiche Interventionen und Kooperationen bestimmter Infrastrukturen. Es muß ein Gremium geben, das mit den verantwortlichen Personen verbindliche Entscheidungen trifft, weiters eine Kommunikationsstruktur, in die alle Betroffenen eingebunden sind, und drittens Arbeitsgruppen für spezielle Aufgaben. Eine Projektorganisation muß dafür eingerichtet werden.

Das gemeinsame Entscheidungsgremium ist ein Projektausschuß, bestehend aus dem Kernteam des LBI und der kollegialen Führung der Krankenanstalt Rudolfstiftung. In diesem Ausschuß werden in monatlichen Sitzungen der jeweilige Stand des Projekts beraten und die Entscheidungen über die nächsten Schritte getroffen, beispielsweise über den Beginn von Subprojekten, die Zusammensetzung von Projektgruppen oder die Durchführung von Reformvorhaben der Projektgruppen. Der Projektausschuß setzt Projektgruppen für bestimmte Aufgaben ein und konstituiert Subprojekte (siehe Abb. 19).

Acht Subprojekte leisten die sachliche Hauptarbeit des Projekts. Diese einzelnen Projektgruppen bestehen aus fünf bis fünfzehn Mitgliedern, die vom Projektausschuß nominiert werden, wobei auf Repräsentation unterschiedlicher Hierarchieebenen, Berufsgruppen und Organisationseinheiten Bedacht genommen wird. Einige Subprojekte haben auch externe Fachleute einbezogen. Die Mitglieder der Projektgruppen können pro Woche zwei Stunden ihrer regulären Arbeitszeit für die Projektarbeit einsetzen. Jeder Projektgruppe wurde eine externe Organisationsberaterin beigegeben.

Die folgenden Schritte haben sich bei der Einsetzung von Subprojekten bewährt:

1. Identifizierung eines Problems durch einen "Informationsrundgang" und den Projektausschuß
2. Expertendiagnose
3. Einrichtung einer Projektgruppe

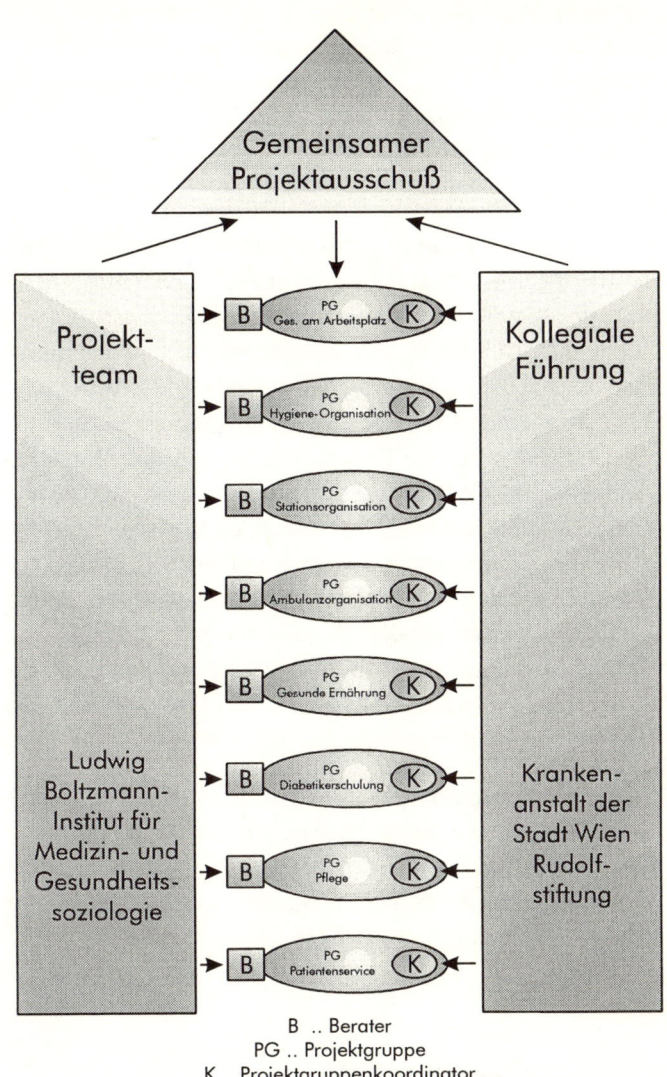

B .. Berater
PG .. Projektgruppe
K .. Projektgruppenkoordinator

Abb. 19: Elemente der Projektorganisation im WHO-
Modellprojekt "Gesundheit und Krankenhaus"

4. Ausarbeitung von Vorschlägen durch die Projektgruppe
5. Beschlußfassung im Projektausschuß
6. Anträge für notwendige Ressourcen an die Stadtverwaltung
7. Erprobung des Modells
8. Evaluation des Modells

Nach einer Grundsatzentscheidung des Projektausschusses wurde ein Berater beauftragt, eine genaue Problemdiagnose zu erstellen, praktikable Handlungs- und Vorgangsweisen zu empfehlen und Vorschläge für die Zusammensetzung der Projektgruppe zu machen. Der Ausschuß diskutierte die Vorschläge und nahm sie nach entsprechenden Modifikationen an. In Kickoff-Meetings wurden die Projektgruppen und ihre Beraterinnen aufgefordert, die Diagnose zu vertiefen, Vorschläge für modellhafte Gesundheitsförderungsaktivitäten zu machen und Anträge für die notwendigen Ressourcen an Personen, Sachen und Geldmittel vorzulegen (siehe Abschnitt zu Kickoff-Meetings). Diese Ergebnisse wurden dem Projektausschuß präsentiert, diskutiert, gegebenenfalls modifiziert und dann als Anträge an den Auftraggeber, die Gemeinde Wien, zur Begutachtung und Entscheidung vorgelegt.

Im Laufe der Zeit haben die meisten Projektgruppen ihre Modellprojekte in weitere Arbeitsschwerpunkte unterteilt und diesen Arbeitsgruppen einen eigenen Koordinator zugeteilt. Mit fortschreitendem Projekt haben Dokumentation und Evaluation zunehmend an Bedeutung gewonnen.

Zielsetzung und Planung

Der Wert von Projekten liegt in der Kombination der Kräfte, um eine bestimmte Aufgabe zu realisieren. Gesundheitsförderung kann sehr verschiedene Ziele und Interessen verfolgen und Schwerpunkte setzen, weil die Bedingungen für ein gesundes

Leben mannigfaltig sind und nahezu alle Lebensbereiche betreffen. Projekte müssen ihre Energie auf klare und konkret definierte Projektziele richten, denn nur mit einer klaren Zielsetzung kann ein Projekt organisiert werden.

Gleichzeitig gilt, daß Organisationsentwicklung als Projekt der Selbstentwicklung von sozialen Systemen nicht darauf bauen kann, fertige Konzepte oder Pläne in eine Organisation zu tragen. Das System soll vielmehr in der Analyse und Bearbeitung von Problemen unterstützt werden. Die Interventionen sind darauf gerichtet, die Fähigkeiten zur Selbstbeobachtung und die Problemlösungskapazität zu erhöhen. Das bedeutet in erster Linie, die Organisation beim Aufbau von geeigneten Kommunikationsstrukturen für Reflexion zu unterstützen. Zielsetzung und Planung in einer Organisation sind daher als ein zirkulärer Prozeß von Planung, Entscheidungen, Beobachtungen, Evaluation und neuen Entscheidungen zu begreifen (siehe Abb. 20).

Dieser zirkuläre Prozeß beinhaltet für eine Organisation eine Vielfalt von Lerngelegenheiten, etwa die Vorbereitung von Entscheidungen und die Übertragung von Entscheidungen, die durch einen Auftrag verbindlich gemacht wurden, in Ziele und Aufgaben. Die Auswertung der Arbeit durch Dokumentation und Evaluation kann als Grundlage für neue Vorschläge und Entscheidungen dienen. Die Entwicklung von geeigneten Strukturen und Regeln, um Ziele festzulegen, realisieren und auswerten zu können, stellt daher ein weiteres wichtiges Element von Projektmanagement dar.

Praktisch verlangt das danach, im Projektalltag eine deutliche Unterscheidung zwischen operativer Arbeit und Entscheidungssituationen zu markieren und festzulegen, wann in welchen Abständen, von wem und in welchem Verfahren Entscheidungen getroffen werden. Dazu ist der institutionalisierte Austausch, aber auch die Spannung zwischen Projektleiter und Projektgruppe, zwischen Entscheidergruppe und Projektleiter oder

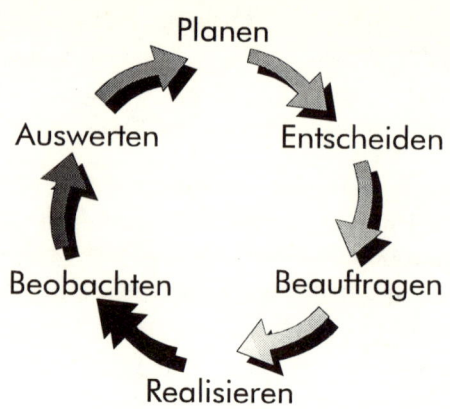

Abb. 20: Zirkuläre Zielplanung

zwischen Auftraggeber und Projekt wichtig. Für Gesundheitsförderungsprojekte, die häufig Schwierigkeiten haben, den regelmäßigen Kontakt zu Entscheidungsträgern zu halten und
die Entscheider zu Entscheidungen zu bewegen, erscheint es
sinnvoll, auf diesen Aspekt besonderes Augenmerk zu legen:
die relevanten Entscheidungsträger zu identifizieren, regelmäßige Termine für Berichte und die Vorbereitung von Entscheidungen zu vereinbaren und die Arbeit so in Aufgabenpakete
und Abschnitte zu zerlegen, daß Entscheidungssituationen entstehen.

Rahmenbedingungen, die zu vereinbaren sind

Die folgende Abbildung aus dem Projektmanagement-Training gibt einen Überblick über Rahmenbedingungen, die am
Beginn und auch im Verlauf des Projekts zu regeln sind (siehe Abb. 21).

110

Die zeitliche Strukturierung von Projekten – "Meilenstein-Planung"

Die zeitliche Begrenzung ist ein konstitutives Merkmal von Projekten. Sie brauchen einen Anfang und ein Ende. Die Markierung dieser Begrenzung erleichtert die Bündelung von Ressourcen und Aufmerksamkeit, sie hebt das Projekt ab von der kontinuierlich dahinfließenden Alltagsarbeit der Organisationen und sie erlaubt es, zusätzliche Entscheidungen einzuführen, für die es im Linienbetrieb so keinen Anlaß gäbe: über Ziele, die erreicht werden sollen, über Mittel, die dafür eingesetzt werden können, und über die Verwertung von Projektergebnissen. Innerhalb des Projektes gilt es, ebenfalls eine adäquate zeitliche Struktur zu schaffen, "Meilensteine" sind festzulegen. Die "W"-Fragen helfen hier weiter:

* Bis wann wollen wir was erreichen?
* Wer ist dabei wofür zuständig?
* Welche Mittel stehen uns dafür zur Verfügung?
* Wen gilt es über den Verlauf zu informieren?
* Wie wird die Projektphase abgeschlossen, mit welcher Veranstaltung oder welchem Bericht?
* Welche Entscheidungen brauchen wir für die Weiterarbeit?

Diese zeitlichen und sachlichen Knotenpunkte ermöglichen es, die Projektpläne zu überarbeiten, die notwendigen Ressourcen neu zu kalkulieren, eventuell den Projektauftrag zu erweitern oder neu abzugrenzen. Sie sind zudem gute Gelegenheiten, Marketing für die Projektarbeit zu betreiben. Diese Sequenzierung bestimmt wesentlich die Dynamik eines Projekts. Die "Meilenstein-Planung" erfordert und ermöglicht auch eine Dosierung der Organisationsentwicklung durch Projekte.

* Wieviel kann gleichzeitig in einer Phase geleistet werden?
* Wieviel Beanspruchung ist den Projektmitarbeiterinnen und den beteiligten Organisationen zumutbar?

111

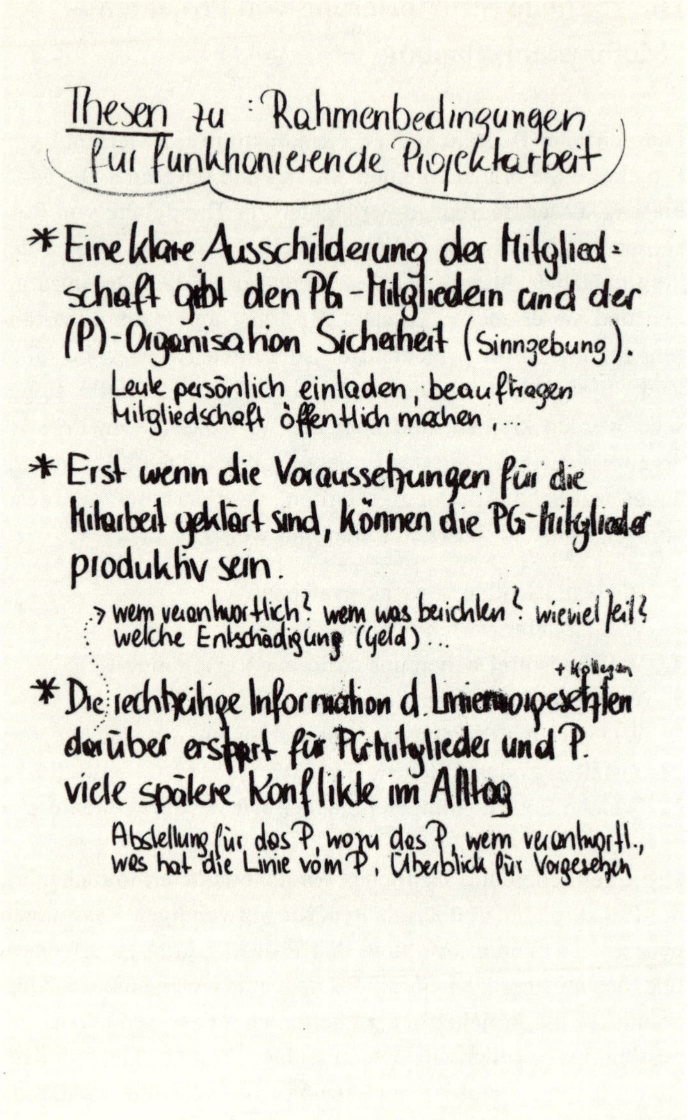

Thesen zu: Rahmenbedingungen für funktionierende Projektarbeit

* Eine klare Ausschilderung der Mitglied= schaft gibt den PG-Mitgliedern und der (P)-Organisation Sicherheit (Sinngebung).

  Leute persönlich einladen, beauftragen
  Mitgliedschaft öffentlich machen, ...

* Erst wenn die Voraussetzungen für die Mitarbeit geklärt sind, können die PG-Mitglieder produktiv sein.

  → wem verantwortlich? wem was berichten? wieviel Zeit?
  welche Entschädigung (Geld) ...

* Die rechtzeitige Information d. Linienvorgesetzten [+ Kollegen] darüber erspart für Projektmitglieder und P. viele spätere Konflikte im Alltag

  Abstellung für das P, wozu das P, wem verantwortl.,
  was hat die Linie vom P, Überblick für Vorgesetzen

Abbildung 21
© Grossmann/Veith 1993

* Transparent über das P. herstellen/(idz. Inhalte, Mitglieder, Ergebnisse) erspart (einen Teil
der) Vorurteile + hilft der Org., die Ergebnisse
des P zu nutzen.

* Sich Unterstützung (innerhalb und außerhalb)
zu holen, ist keine Schande. Im Gegenteil.
  Beirat, ExpertInnen, Betroffene, ...

* Eine möglichst klare Vereinbarung über
die Kompetenzaufteilung (v.a. Entscheidungskompetenz) zwischen

Auftraggeber

Steuerungs-gruppe

Projekt-gruppe

trägt bei zu reibungslosem Ablauf.

* Klarheit über die gebrauchten u. z. Verfügung
stehenden Ressourcen hilft, eine
realistische Planung vorzunehmen.

* Wieviel Innovationsdruck können die Systeme in einer Zeiteinheit vertragen, ohne daß zuviel Widerstand mobilisiert wird?
* Für wieviele Dinge kann in einer Projektphase Aufmerksamkeit in der Organisation oder in der Öffentlichkeit erreicht werden, ohne daß ein Projektteil den anderen "erschlägt"?

Bei Gesundheitsförderungsprojekten, die sich über einen langen Zeitraum erstrecken und praktisch zu einer Daueraufgabe bestimmter Organisationen werden, wie das z.B. für viele Gesunde-Städte-Projekte der Fall ist, kommt einer Sequenzierung große Bedeutung zu. Zeitlich begrenzte Programmschwerpunkte – wie Jahresprogramme, periodische Auswertungen und Berichte oder öffentliche Veranstaltungen, die Bilanzierungs- und damit auch Planungscharakter haben – helfen, das Projekt als solches sichtbar zu machen und die Spannung aufrechtzuerhalten. Um die Potentiale von Projektorganisationen nutzen zu können, ist die Differenz zur alltäglichen Linienarbeit zu markieren. Das gilt auch für alle Projekte, die, als Teil der regelmäßigen Aufgabe einer Organisation, in der Linie durchgeführt werden.

Investition in die soziale Entwicklung des Projekts

Um das Potential von neuen Kooperationen nutzen zu können, ist ein stabiler Arbeitszusammenhang notwendig, der Raum und Zeit für Entwicklung und Experimente bietet. Die kostbarste Ressource in den meisten Projekten ist die Zeit. Die Projektmitarbeiter sind in der Regel Mitglieder von zwei Organisationen – ihrer entsendenden Organisation und der Projektorganisation. Sie müssen daher viele Widersprüche austragen: die

Beteiligung an unterschiedlichen Aufgaben, Loyalität zu verschiedenen Systemen und Aufträgen, verschiedene zeitliche Anforderungen. Wenn das Projekt keine eigenständige Arbeitsorganisation und Kultur entwickelt, bleiben die Mitglieder in erster Linie Vertreter ihrer etablierten Arbeitssysteme. Nur wenn sie aus dieser Rolle und den damit verbundenen Routinen und Kommunikationsmustern heraustreten können und in einen neuen Arbeitszusammenhang eintreten, kann etwas Neues erarbeitet werden. Die unverbindlichen Ergebnisse vieler Arbeitsgruppen und Konferenzen, in denen diese Bedingungen nicht erfüllt sind, belegen diese Annahme.

Ein klarer Auftrag, die Verbindung von geeigneten Personen und die Verfügung über zeitliche Ressourcen allein sichern noch nicht die Arbeitsfähigkeit einer Projektgruppe. In einem Projekt sind Unterschiede das Potential. Diese Unterschiede müssen aber auch in den Beziehungen gemanagt werden. Die Mitglieder müssen zueinander auch tragfähige emotionale Beziehungen aufbauen und inhaltliche Verbindlichkeiten herstellen. Das erfordert Investitionen an Zeit und Gelegenheiten und eventueller fachlicher Unterstützung von außen.

Weil Projekte für viele Organisationen und Mitarbeiter etwas Besonderes sind und sich auch meist besonders engagierte Leute für Projekte melden oder ausgesucht werden, kann sich leicht die Fehleinschätzung einschleichen, Projektgruppen müßten aus sich heraus und sofort arbeitsfähig sein. Wenn sich Arbeitsfähigkeit in Gruppen durch Strukturentscheidungen und Nominierungen alleine so leicht herstellen ließe, bräuchte es vielleicht gar keine Projekte. Zwar ist es eine unerläßliche Bedingung für produktive Projektarbeit, neue Arbeitsstrukturen zu schaffen, aber keine hinreichende Bedingung, denn diese neuen Strukturen müssen auch durch entwickelte Arbeitsbeziehungen mit Leben erfüllt werden und daraus Stabilität gewinnen.

Produktive Projektgruppen kümmern sich immer um zwei Ebenen, sie arbeiten an der Aufgabe und an sich selbst. Neben der angesprochenen Problematik der Mehrfachzugehörigkeit und der damit verbundenen Loyalitäten oder "Aufträge" sind die unterschiedlichen persönlichen Motivationen und Einsatzbereitschaften zur Kenntnis zu nehmen, und es muß mit diesen Unterschieden gearbeitet werden (Heintel/Krainz 1990).

Maßnahmen wie Kickoff-Meetings zu Beginn eines Projekts, regelmäßige Teamklausuren, gemeinsame Trainings, die der Qualifizierung für die Projektarbeit, aber auch der Teamentwicklung dienen, und externe fachliche Beratung sind Instrumente für die Entwicklung der Arbeitskultur und die kontinuierliche Bearbeitung von Widersprüchen und Konflikten. Solche Maßnahmen sind in den Auftragsvereinbarungen und in der Ressourcenplanung zu berücksichtigen. Denn gelingt es nicht, eine gemeinsame neue Arbeitskultur zu schaffen, kehrt jeder der Beteiligten zu seinen etablierten Arbeitsweisen und Kooperationsbeziehungen zurück. Projektarbeit ist ein sehr anspruchsvolles Unternehmen, was die Entwicklung neuer Kommunikationsbedingungen betrifft. Die Startphase eines Projekts ist dafür eine sehr sensible Phase.

"Sag mir, wie ein Projekt beginnt, und ich sage Dir, wie es endet" – dieser flotte Spruch aus der Projektmanagement-Szene transportiert einige Erfahrung über die Bedeutung des Projektstarts. Die Hoffnung, einen idealen Projektplan haben und eins zu eins umsetzen zu können, geht zwar an der Entwicklungslogik lebender Systeme vorbei, trotzdem sind "Geburtsfehler" von Projekten oft schwer korrigierbar. Dabei besteht das Problem weniger darin, daß Fehler gemacht werden – das tun alle Projektmacher –, sondern ob und wie sie bearbeitet werden, z.B. wie eine Projektgruppe ihre Startbedingungen bearbeitet. Heintel/Krainz (1990, S. 83) zählen einige solche Stolpersteine in der Dynamik einer Projektgruppe auf:

* "uneinsichtige Entsendungen und Nominierungen ('Was macht denn der hier?')
* große Hierarchieunterschiede von 'draußen' ('Darf ich jetzt dem hier meine Meinung sagen?')

* alte Konflikte, die mitgenommen werden ('Dem zeig ich's jetzt!')
* alte Resignationen ('Schon wieder ein vergeblicher Anlauf!')
* Gerüchte über diesen und jenen, über vorgesetzte Leitungen ('Warum hat ausgerechnet der die Projektleitung bekommen?')
* Doppelbesetzungen ('Einer von uns muß gehen!')
* unterschiedliche Abkömmlichkeiten ('Der kann ja nie hier sein!')."

Diese Widersprüche bearbeitbar zu machen und "trotzdem" zu einer guten Kooperation zu finden oder manchmal auch wegen dieser Unterschiede besonders produktiv sein zu können, gibt einer Projektarbeit Kraft und setzt häufig einen deutlichen Unterschied zur Alltagsarbeit.

Nach unserer Erfahrung sind die Fragen der Projektorganisation und der sozialen Konstitution des Projekts nach innen und außen besonders heikel:

* Wer wird einbezogen?
* Wer übernimmt die Leitung?
* Wer bildet die Entscheidungsebene seitens der Auftraggeber?
* Wer soll über das Projekt schon in der Entstehung informiert werden?
* Wie können wir am besten Transparenz herstellen, um unnötigen Gerüchtebildungen vorzubeugen?
* Wie werden die Leute und Organisationen zur Mitarbeit eingeladen?
* Wie wird das Projekt nach außen sichtbar und für die Mitarbeitenden produktiv gestartet?

Die inhaltliche Ebene eines Projekts ist dagegen leichter zu gestalten und zu verändern, wenn die dazu geeigneten Arbeitsstrukturen und Arbeitsweisen geschaffen wurden.

Kickoff-Meetings

Mit einer solchen Veranstaltung wird der Arbeitsbeginn eines Projekts nach innen und außen symbolisiert (siehe Abb. 22). Darüber hinaus kann dieses Treffen eine Reihe von Funktionen für die inhaltliche und soziale Konstitution eines Projekts erfüllen: Die Repräsentanten der Auftraggeber formulieren aus ihrer Sicht (noch einmal) die Erwartungen an das Projekt und an die Mitarbeiter, die Rahmenbedingungen für die Arbeit im Projekt werden benannt und das Projekt wird – auch emotional – auf die "Reise geschickt". Die Mitglieder des Projekts verschaffen sich persönlich Klarheit über den Auftrag, haben Gelegenheit, offene Fragen über die Rahmenbedingungen anzusprechen und ihre Motivation für die Mitarbeit zu klären. Sie nehmen gemeinsam den Auftrag an und beginnen ihre Projektarbeit. In der Öffentlichkeit einer Organisation oder einer Stadt kann das Kickoff-Meeting auch genutzt werden, um das Projekt bekanntzumachen, die Projektziele zu formulieren und Kooperationsinteressen zu benennen. Solche Meetings können unterschiedlich intensiv gestaltet werden. An einen ersten öffentlichen Teil kann sich eine Arbeitsklausur der Projektgruppe anschließen, eventuell mit zeitlich begrenzter Anwesenheit der Auftraggebervertreter. In dieser Klausur kann die Projektgruppe für sich die Projektaufgabe spezifizieren, offene Fragen inhaltlicher und organisatorischer Natur identifizieren, die eigenen Ressourcen kennenlernen und im Bezug zur Aufgabenstellung überprüfen. Die Mitarbeiter können sich über die Regeln der Zusammenarbeit verständigen, gegenseitige Erwartungen klären, mögliche Punkte des Scheiterns in den Blick nehmen. Am Ende einer solchen Klausur kann der spezifizierte Auftrag von Auftraggeber, Projektleitung und Projektgruppen symbolisch unterschrieben werden. In vielen Projekten können Projektaufgabe und Rahmenbedingungen erst im Kickoff wirklich differenziert besprochen werden. In komplexeren Projekten werden solche Veranstaltungen für das Gesamtprojekt und einzelne Subprojekte durchgeführt.

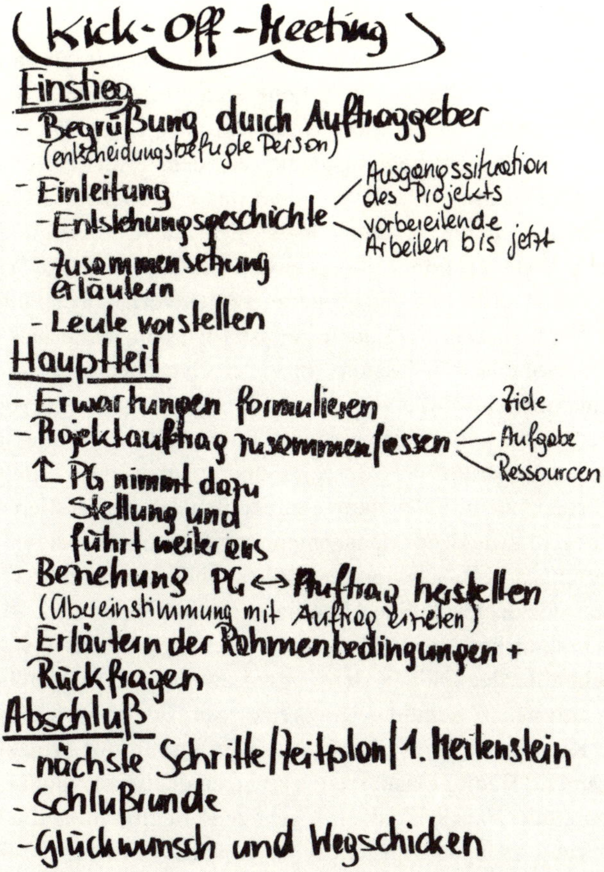

(Kick-Off-Meeting)

Einstieg
- Begrüßung durch Auftraggeber
  (entscheidungsbefugte Person)
- Einleitung
- Entstehungsgeschichte ⟶ Ausgangssituation des Projekts
  ⟶ vorbereitende Arbeiten bis jetzt
- Zusammensetzung erläutern
- Leute vorstellen

Hauptteil
- Erwartungen formulieren
- Projektauftrag zusammenfassen ⟵ Ziele
  Aufgabe
  Ressourcen
  ↳ PG nimmt dazu
     Stellung und
     führt weiter ens
- Beziehung PG ↔ Auftrag herstellen
  (Übereinstimmung mit Auftrag erzielen)
- Erläutern der Rahmenbedingungen +
  Rückfragen

Abschluß
- nächste Schritte / Zeitplan / 1. Meilenstein
- Schlußrunde
- Glückwunsch und Wegschicken

Abbildung 22
© Grossmann/Veith 1993

Von der Idee zum Projekt mit Hilfe der Projektumweltanalyse

Viele Projekte, vor allem im Feld der Gesundheitsförderung, haben von der Idee bis zum konkreten Projekt einen langen Weg zu gehen. Oft ist diese Geschichte länger als das Projekt selbst. Ein Projekt beginnt bereits vor dem Projekt. Vor dem eigentlichen Projektstart sind nicht nur potentielle Auftraggeber oder Förderer zu finden, es ist nicht nur Überzeugungsarbeit zu leisten, sondern es sind eben auch viele wichtige Schritte zu setzen, die für den weiteren Projektverlauf bestimmend sein können. Das muß auch geleistet werden, ohne daß eine Projektorganisation existiert. In vielen Betrieben gibt es dafür verantwortliche Rollenträger, oder im besten Fall eine Projektmanagementstelle, oder einzelne Führungskräfte, unterstützt von den Experten ihres Ressorts, übernehmen diese Funktion, ein Projekt zu initiieren und vorzubereiten. Häufig existiert auch ein Beschluß des Top-Managements zur Legitimation dieser Entwicklungsarbeit. Schwieriger wird es schon, wenn mehrere Betriebe oder selbständige Unternehmensteile beteiligt sind. Im Gesundheitsbereich sind Projekte zwischen mehreren Systemen regelmäßig der Fall. In den Organisationen der Gesundheitsverwaltung, in Schulen, Krankenkassen, Sozialeinrichtungen und Krankenhäusern gibt es wenig Erfahrung mit Projektmanagement. Häufig existiert auch keine eindeutig zuständige Abteilung oder Fachkraft, die mit genügend Legitimation die Vorbereitung zu einem Projekt leiten könnte. In dieser Strukturschwäche liegt eine wesentliche Barriere für die Umsetzung von Ideen und Konzepten. Sie ist oft wirksamer als die "Fremdheit" der Dimension Gesundheit in den Organisationen. Oft gibt es mehr inhaltlichen Bezug, mehr anschlußfähige Interessen, als das System mit seinen organisatorischen Werkzeugen aufgreifen kann.

Hilfreich für die Bewältigung dieser Phase kann die Einrichtung eines Vorprojekts mit dem Auftrag sein, das beabsichtigte Vorhaben als Projekt vorzubereiten. Auf dieses Vorprojekt lassen sich gut einige Elemente des Projektmanagements anwenden. Die Initiatorin kann eine Proponentengruppe zusammenbringen und als Projektgruppe des Vorprojekts konstituieren, ein Auftrag kann verhandelt werden usw. Der entscheidende Vorteil kann darin liegen, für die schwierigen Vorentscheidungen eine Arbeitsstruktur zur Verfügung zu haben. Sie legitimiert formell diese Arbeit, stattet sie mit Ressourcen aus und macht es möglich, Widersprüche zu bearbeiten, bevor das Projekt mit viel Geld startet und etwaige Konstruktionsfehler nicht mehr auszubessern sind. Nicht selten wird sich dabei auch herausstellen, daß ein Projekt wenig Realisierungs- oder Erfolgschancen hat, eine Frustration, die zu diesem Zeitpunkt vielleicht noch besser zu verkraften ist und weniger Energie und Geld bindet als ein Scheitern zu einem späteren Zeitpunkt. Vor allem geht es darum, schon frühzeitig in den beteiligten Organisationen Entscheidungen herbeizuführen und sich in eine Position zu bringen, von der aus man berechtigt Entscheidungen verlangen kann.

In einer solchen Entwicklungsphase, aber auch im späteren Verlauf bei der Bilanzierung eines Projekts hilft das einfache Instrument einer Projektumweltanalyse. Sie dient dazu, die für ein zu bearbeitendes Problem wichtigen "Umwelten", seien es Organisationen, wichtige Interessengruppen oder Schlüsselpersonen, in den Blick zu bekommen. Sie können nach ihren Interessenbezügen zum geplanten Projekt strukturiert werden, zum Beispiel in Anwender, Benutzer, Betroffene einerseits und Auftraggeber, Förderer oder Financiers andererseits. Sie können auch mit einfachen graphischen Mitteln in ihrer Bedeutung für das Projekt und nach der Intensität der Kontakte gewichtet werden. Ein Ziel dabei ist, herauszufinden, welche für den Aufbau der Projektorganisation, die Abgrenzung des Projekts als soziales System die wichtigen Umwelten sind. In der folgenden Abbildung aus dem Projektmanagementlehrgang zur Gesundheitsförderung wurde das Instrument in dieser Richtung genutzt (siehe Abb. 23).

(Projekt-Umwelt)
Analyse

1. Auflisten der "relevanten Umwelten" (Organisationen, Gruppen, Personen)

2. ↳ diese um das zu be-arbeitende Problem gruppieren

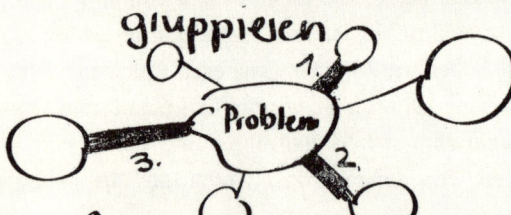

3. Aus: wählen von 3-4 Umwelten, die für den Aufbau einer Projektorganisation am wichtigsten sind

4. Mit welchen Umwelten ist im Verlauf des Projekts jedenfalls Kontakt z. halten

Abbildung 23
© Grossmann/Veith 1993

Ist das Projekt abgegrenzt, kann die Projektumweltanalyse genutzt werden, um das Projekt als soziales System in seiner Vernetzung mit anderen sozialen Systemen darzustellen. Durch das Eintragen von positiven und negativen Interessenlagen und weiterer Gewichtungen kann das Bild differenziert werden. Es gilt in einem frühen Stadium der Projektentwicklung, die notwendige Außenorientierung zu fördern (Boos 1992, Gareis 1990). Unsere Beobachtungen zeigen, daß Projekte, vor allem am Beginn, zu einer sehr starken Innenorientierung neigen und die für den Projekterfolg wichtigen Außenbeziehungen zu spät wahrnehmen und managen. Das hat dann meist auch auf den Transfer der Projektergebnisse negative Auswirkungen. Die Projektumweltanalyse eignet sich auch als ein Instrument zur Erarbeitung von Zwischenbilanzen und neuen strategischen Orientierungen in Projekten.

Diagnose und Intervention

Organisationen lernen, indem sie sich selbst und die Umwelt beobachten und überprüfen, inwieweit ihre Arbeitsweisen geeignet sind, die externen und internen Anforderungen zu bewältigen. Jenen Organisationen, die nicht über eine angemessene Selbstbeschreibung verfügen und dazu auch keine Instrumente entwickelt haben, fehlt eine wichtige Grundlage ihrer Entwicklung. Erst eine sorgfältige Diagnose der bisherigen Leistungen und Arbeitsweisen schafft einen Bezugspunkt für zukünftige Optionen und Strategien. Selbstbeobachtung und Selbstauswertung zu organisieren, ist ein wichtiger Schritt in der Selbstentwicklung. Eine Organisation darin zu unterstützen, Wissen über sich selbst zu erarbeiten, ist bereits eine sehr wirkungsvolle Intervention. Eine solche Diagnose, die das System anregt, sich selbst zu beobachten, schafft die Voraussetzungen, Probleme wahrzunehmen und Handlungsbedarf zu erkennen.

Häufig bleiben Diagnose und Intervention zwei voneinander getrennte Vorgänge. Es gibt beispielsweise Forschungsberichte oder Evaluationen, die von Experten hinter verschlossenen Türen erstellt wurden. Diese Informationen werden dann in Ziele und Pläne umgesetzt. Diejenigen jedoch, die die Ziele und Pläne realisieren sollen, waren an der Diagnose nicht beteiligt. Nicht selten sind dann die Expertinnen oder die Initiatoren eines Projekts die einzigen, die ein Problem sehen. Das Veränderungskonzept ist also nicht in der Organisation als Ausdruck einer gemeinsamen Problemsicht entstanden. Eine solche Trennung von Diagnose und Aktionsprogramm hat meist starke Rückwirkung auf die Akzeptanz einer Maßnahme und die Beteiligung der notwendigen Personen. Eine gemeinsame Problemdiagnose, vorgenommen unter der Beteiligung der wichtigen Interessengruppen, kann ein wichtiger Entwicklungsschritt in einem Gesundheitsförderungsprojekt sein. Arbeitnehmerinnen beschreiben und analysieren den Zusammenhang von Arbeitsbedingungen und Gesundheit in einem Betrieb, Schüler beobachten und beschreiben gemeinsam mit Experten die Schulorganisation und ihre psychosozialen Auswirkungen. Die Bewohnerinnen eines Stadtviertels werden in die gesundheitsbezogene Problemdiagnose der Wohnverhältnisse einbezogen. In diesem Prozeß können Experten oder Konsulentinnen wichtige Anregungen geben, Fragen formulieren, Hypothesenbildung unterstützen, sie können jedoch die Selbstbeobachtung des Systems nicht ersetzen.

Dokumentation und Evaluation –
Grundlagen des Transfers

Analoges gilt für die Bewertung von Projekten. In einem gewissen Sinne hat ein Projekt, das nicht dokumentiert und ausgewertet wird, für die Umwelt nicht wirklich stattgefunden. Das Ziel eines Projekts ist es, ein Problem zu lösen, aber auch, zu experimentieren und Beispiele zu setzen. Projekte organisieren und symbolisieren Unterschiede in einem System. Die Relevanz dieser Unterschiede muß aber im System auch bemerkt und verstanden werden, damit sie Wirkung in der Alltagsroutine der Organisation erzeugen und Anstoß zu einer Neuorientierung sein kann. Das gibt der Dokumentation und Evaluation von Projekten besonderes Gewicht. Sie sind auch eine Grundlage des Transfers von Projektergebnissen und Arbeitserfahrungen. Ohne Auswertung und Berichterstattung lösen sich Projekte in Alltagsarbeit auf, ohne daß die Unterschiede, die sie gesetzt haben, zur Grundlage für Veränderungen genommen werden können. Die Spannung zwischen Projektorganisation und Routineorganisation wird auch durch die Beobachtung und Präsentation der Projektarbeit aufrechterhalten und genutzt. Das ist eine Aufgabe, die den gesamten Projektverlauf begleitet. Wenn die Transferarbeit erst am Ende beginnt, wird die Implementierung von Projektergebnissen eine sehr schwierige Intervention. Viele gute Projekte mit überzeugenden Ergebnissen bleiben über den Anlaßfall hinaus wirkungslos, weil die Vermittlung der Erfahrungen in die beteiligten bzw. ansprechbaren Organisationen nicht kontinuierlich gepflegt wurde. Projekte brauchen Mechanismen der Berichterstattung, die auch den nicht unmittelbar Beteiligten einen Anschluß an ihre Erfahrungen ermöglichen. Durch diese Präsentationen und Berichte können auch Personen und Organisationen miteinbezogen werden, die nicht zu den Projektpartnern zählen, für die Entwicklung in diesem Feld jedoch wichtig sind. Es lohnt sich, in diese Aufgabe zu investieren. Die Schwierigkeit besteht in der Eigendynamik von Projekten: Einerseits brauchen Projekte die Abgrenzung und die Selbständigkeit, um innovative Arbeit leisten zu können, und gleichzeitig müssen sie Brücken nach außen schlagen, um ihr Innovationspotential realisieren zu können. Regelmäßige Veranstaltungen, die der Berichterstattung und Auswertung dienen, und eine Inszenierung dieser Veranstaltungen, die es ermöglicht, einen Zugang zur Projektarbeit zu gewinnen, sind daher auch wichtige Interventionsinstrumente.

Eine kontinuierliche Transferarbeit ist als eigenständige Projektaufgabe zu organisieren, vor allem für Projekte, die Modellcharakter haben und bewußt als Organisationsentwicklung konzipiert sind. Die Transferarbeit braucht phantasievolle Kommunikationsstrukturen zu wichtigen Umwelten: Institutionalisierte Beobachtergruppen innerhalb einer Organisation oder organisationsübergreifend, eigene Transferveranstaltungen, spezifische Austauschmaßnahmen zwischen Projekten, Netzwerke zur gegenseitigen Unterstützung und Auswertung. Das "International Network of Health Promoting Hospitals" ist mit seinen "business meetings" und anderen Austauschmaßnahmen in dieser Hinsicht zweifellos beispielgebend im Feld der Gesundheitsförderung (Krajic et al. 1993).

Das Ende eines Projekts ist eine zentrale Projektaktivität.

Das Motto dazu: "Jedes Ende eines Projekts beginnt mit dem Projektanfang" (Ökologie-Institut 1993).

Das Ende eines Projekts ist nicht nur ein Zeitpunkt, an dem man das Projekt hinter sich hat, sondern der Abschluß ist auch die Phase, die Gelegenheit gibt, die Projektergebnisse und -erfahrungen abschließend zu bewerten und Schritte des Transfers zu setzen. Das Ende ist zeitlich und sachlich sorgfältig zu planen. Einen Endpunkt festzulegen, ist wichtig für die Steuerung der Projektarbeit, die Planung der Ressourcen, die Abgrenzung und Bewertung des Projekts und die Organisation des Transfers — auch in Projekten, die von der Sache her keinen Endpunkt nahelegen. Die Begrenzung eines Projekts ist eine Entscheidung.

Ein professioneller Projektabschluß beinhaltet zumindest folgende Aktivitäten:

Auf der Ebene der Projektnehmer:

* Abschlußbericht an den Auftraggeber: Informationen an relevante Umwelten über Inhalte, Projektverlauf, Projektübergabe, Erfolgskriterien, Auswirkungen des Projekts auf andere (z.B. auf weitere) Projekte

* Reflexion der eigenen Arbeit über die Zusammensetzung des Projekts, persönliche Schlußfolgerungen über das Projekt als soziales System, über fachliche und persönliche Konsequenzen aus dem Projekt

Auf der Ebene des Projektauftraggebers:

* Entgegennahme des Berichtes des Auftragnehmers
* Bewertung durch den Auftraggeber hinsichtlich der Arbeitsergebnisse, aktueller Entscheidungsnotwendigkeiten, der notwendigen Schritte des Transfers und der Konsequenzen, die fachlich aus dem Projekt zu ziehen sind
* Eine Stellungnahme an die Auftragnehmer und an weitere Betroffene (vgl. Ökologie-Institut 1993)

Leitung von Projekten

Die Wahrnehmung von Leitungsfunktionen ist ein wichtiges Element für die Entwicklung von sozialen Systemen. Die Art und Weise, wie diese Leitungsfunktionen ausgeübt werden, hat hohen Einfluß auf die Organisationskultur und die Leistungsfähigkeit eines Systems (Grossmann 1993).

In einer Projektorganisation sind viele Leitungsaufgaben auf unterschiedlichen Ebenen wahrzunehmen, und Projekte verlangen spezifische Qualifikationen in der Leitung. Projekte brauchen eine klare Leitungsstruktur und gleichzeitig eine Leitungspraxis, die von den gewohnten Mustern hierarchischer Organisationen abweicht. Die Motivationen für die Einrichtung von Projekten stehen jedoch oft dieser Notwendigkeit entgegen. Projekte werden benutzt, um Leitungsprobleme zu umgehen. Leitungskräfte richten Projekte ein, um sich nicht mit bestimmten Problemen befassen und Entscheidungen treffen zu müssen. Projektmitarbeiterinnen und Interessenten begeistern sich für ein Projekt, weil sie ohne die ständige Auseinandersetzung mit hierarchischen Entscheidungsträgern arbeiten wollen.

Wir haben die spezifische Rolle von Leitung im Projektmanagement in den vorhergehenden Abschnitten schon angesprochen. Hier soll noch ein zusammenfassender Überblick gegeben werden. Diese Funktionen sind auf unterschiedlichen Leitungsebenen in der jeweils notwendigen Intensität wahrzunehmen: als Mitglied eines Steuerungskreises in der politischen Verantwortung für ein Projekt, als Projektleiterin (Projektkoordinatorin) des Gesamtprojekts, als Leiter einer Projektgruppe. Leitung wahrzunehmen bedeutet nicht, daß alle diese Funktionen operativ von den beauftragten Leitungspersonen persönlich zu leisten sind, aber es ist die Aufgabe der Leitungskräfte, dafür zu sorgen, daß diese Funktionen kontinuierlich wahrgenommen werden:

* Ziele setzen und Aufgaben definieren
* Das Innenleben des Projekts gestalten
* Zwischen Projekt und Linienorganisation vermitteln (den "grenzüberschreitenden Verkehr" gestalten)
* Den Transfer organisieren, an der Integration von Projekt und Linienkultur arbeiten

In allen Dimensionen gilt es, sowohl sachbezogene als auch personen- und prozeßbezogene Aufgaben zu realisieren (siehe Abb. 24). Auf der sachbezogenen Ebene sind Funktionen angesprochen wie: Planung, Steuerung, Kontrolle, Dokumentation und Auswertung. Auf der prozeßbezogenen Ebene: Leiten eines Teams, Management sozialer Prozesse, Personalentwicklung. Diese Ebenen werden in der Fachdiskussion als "hartes" und "weiches" Projektmanagement bezeichnet (Conecta 1994).

Die Geschichte des Projektmanagements ist stark von den "harten" Elementen, der Projektmanagementtechnik und ihren spezifischen Instrumenten, wie Projektstrukturplänen oder Balkendiagrammen, bestimmt. In den letzten Jahren haben – stimuliert durch viele Erfahrungen des Scheiterns von Projekten an der Systemabwehr der Organisationen – die prozeßbezogenen Elemente und Qualifikationen mehr Beachtung erhalten, theo-

Kernfunktionen von Projektleitung

1. Ziele setzen, Aufgaben definieren, Entscheidungen treffen (-prozesse gestalten)

2. Gestalten der Projektorganisation und der Entwicklung des Projekts

3. Vermittlung zwischen Projekt- und Linienorganisation
(Kontakt zwischen Entscheidungsebene und Arbeitsebene aufrechterhalten)

4. Auswertung und Transfer kontinuierlich gewährleisten

Abbildung 24
© Grossmann/Veith 1993

retisch und im Alltag der Projektentwicklung. Wie wir zu verdeutlichen versucht haben, ist Projektentwicklung nicht primär ein technisches Problem, auch wenn einzelne Instrumente, wie ein übersichtlicher Aufgaben-, Termin- und Ressourcenplan, im Projektalltag sehr nützlich sind. Wir halten das Verständnis für die Entwicklungslogik von sozialen Systemen und die kompetente Steuerung von sozialen Prozessen in Organisationen für den Schlüssel zum Erfolg. Das bedeutet, struktur- und zielorientiert zu intervenieren und die soziale Entwicklung von Teams und Projekten zu fördern. Worauf jeweils mehr Gewicht zu legen ist, hängt von der Kultur der beteiligten Organisationen in ihrem gesellschaftlichen Umfeld und dem jeweiligen Entwicklungsstand eines Projekts ab.

In Gesundheitsprojekten in Gemeinden, Schulen oder Krankenhäusern sind Projektmanager auf beiden Ebenen stark gefordert. Die angesprochenen Organisationen haben wenig Erfahrung mit stringenten ziel- und aufgabenorientierten Arbeitsweisen auf der Ebene des Gesamtsystems (Grossmann 1993). Gleichzeitig weisen diese Organisationen einen deutlichen Überhang an Fachorientierung auf. Sozial und prozeßbezogenes Denken ist, wenn man wiederum die Gesamtorganisation betrachtet, wenig verankert. In die Personal- und Teamentwicklung wird traditionellerweise wenig investiert, entsprechende Kompetenzen waren in den Qualifikationsprofilen für Leitungskräfte lange Zeit nicht vorgesehen.

Leitung wahrzunehmen verlangt spezifische Qualifikationen der handelnden Personen und ist eine Aufgabe der Strukturentwicklung. Projekte bieten die Chance, kreative Strukturen für die Leitungsaufgaben zu erfinden und zu erproben, wie beispielsweise Modelle der kollegialen Entscheidungsfindung. Das Management von Projekten erfordert von einer Koordinatorin soziale und organisationsbezogene Fähigkeiten und Erfahrungen. Es handelt sich dabei um ein Qualifikationsprofil, das entscheidend von den Expertenrollen, die wir meist gelernt haben, abweicht.

9. Training und Organisationsberatung

Training und Organisationsberatung sind zwei wirkungsvolle Instrumente, Organisationsentwicklungsprozesse zu unterstützen. Trainings zielen auf die Qualifizierung von Personen, Organisationsberatung unterstützt die Entwicklung eines Systems insgesamt und fokussiert die Veränderungen von Strukturen (siehe Kap. 5). Die für einen Projektkoordinator in seiner Rolle als "change facilitator" erforderlichen Fertigkeiten können durch Trainings und Erfahrung erworben werden wie andere Fähigkeiten auch. Bei Gesundheitsförderungsprojekten gilt es vor allem, die breite Kluft zwischen einschlägigem Fachwissen und sozialer Kompetenz zu überbrücken. Die verschiedenen Formen von Expertise, die man für das Gelingen eines Projekts braucht, können auch durch eine arbeitsteilige Wahrnehmung unterschiedlicher Rollen sichergestellt werden.

Trainings

Spezielle Trainings in Projektmanagement sind eine lohnende Investition in die Effizienz und Qualität von Gesundheitsförderungsaktivitäten (Scala 1992).

Für Schlüsselpersonen in Projekten empfehlen sich Trainingsprogramme zum Erwerb von Grundqualifikationen in der Steuerung von sozialen Prozessen, etwa die Anleitung von Gruppenarbeit, Gesprächsführung, Konfliktmanagement, Beobachtungs- und Diagnoseaufgaben. Darüber hinaus sollen Trainings ein Verständnis für die Entwicklung von Organisationen vermitteln und die Aneignung von spezifischem Know-how für die Strukturierung und Leitung von Projekten ermöglichen.

Sehr wertvoll können auch spezielle Trainings für Mitarbeiter eines Projekts sein. Ein gemeinsamer Lernprozeß trägt viel zur Teamentwicklung bei und fördert die Profilierung des Projekts in seinen Inhalten und Zielen. Oft wird erst im Verlauf eines Projekts der Bedarf an Trainings zu verschiedenen Themen sichtbar.

Die Qualifikationen, die Projektmitglieder in einem Projekt erwerben, bedeuten sehr oft auch zusätzliche Qualifikationen für die angestammte berufliche Rolle. Die soziale Kompetenz und das Wissen über Organisationsentwicklung, die man für ein Projekt braucht, entsprechen dem wachsenden Bedarf an Organisationskompetenz, der heute durch die rasche Komplexitätssteigerung in vielen Arbeitsfeldern gegeben ist.

Ausgehend von den Erfahrungen mit dem "Gesundheitsförderung – Internationales Training für Projektentwicklung" läßt sich die Qualifizierungsperspektive so charakterisieren (Grossmann et al. 1993):

Inhaltlich sollte ein Trainingsprogramm integrieren:

* Wissensvermittlung über Organisationstheorie, Rollentheorie, Organisationsentwicklung und Projektmanagement mit besonderem Bezug auf Gesundheitsförderung
* Erwerb von Beobachtungs- und Diagnosekompetenz von sozialen Prozessen und Strukturen in Teams, Projekten und Organisationen
* Kennenlernen von verschiedenen Steuerungsinstrumenten in der Projektarbeit und Förderung der Kompetenz, sie persönlich zu nutzen und passend einzusetzen

Methodisch sollte das Prinzip des praxisbezogenen und erfahrungsorientierten Lernens im Zentrum stehen. In diesem Konzept werden theoretische Inputs punktuell eingesetzt, einen weit größeren Rahmen nehmen partizipative Arbeitsformen ein, die einen unmittelbaren Übungs- und Trainingseffekt haben. Eine so konzipierte Methodik umfaßt folgendes Spektrum:

* Erfahrungen mit kooperativen, selbstgesteuerten Arbeitsprozessen
* Gelegenheiten, unterschiedliche Rollen wahrzunehmen und mit ihnen zu experimentieren (Leitung, Auftraggeber, Klienten, Aktivistinnen etc.)
* Möglichkeiten, unterschiedliche Leitungs- und Steuerungskonzepte kennenzulernen und zu erproben
* Enge Verzahnung von Training und Alltagsarbeit durch Fallarbeit, Rollenspiele, Supervisionselemente und Auswertung konkreter Projekte
* Kontinuierliche Evaluation des Trainingsprozesses und Partizipation an der Gestaltung des Trainings

Ein solches Training läßt sich selbst wie ein Projekt konzipieren, sodaß die Trainingserfahrungen unmittelbar für die Arbeit in Projekten genützt werden können: Der Aufbau von interprofessioneller und interkultureller Zusammenarbeit, das Aufbauen arbeitsfähiger Teams, die inhaltliche und organisatorische Vernetzung von Teams, die Funktionen von Leitung sind wesentliche Dimensionen in Trainings ebenso wie in Projekten.

Die Arbeit in Gesundheitsförderung und Public Health braucht natürlich auch andere gesundheitswissenschaftliche Qualifikationen wie Epidemiologie, Risikofaktorenforschung, Ernährungswissenschaft etc. Ein Trainingsprogramm, das wie oben beschrieben konzipiert ist, liefert einen spezifischen Beitrag zur Umsetzung von Ideen in Handeln, unterstützt die Integration von gesundheitswissenschaftlicher und organisationstheoretischer Fachkompetenz und die Verknüpfung von Fachwissen mit der Fähigkeit, Lernen und Organisationen zu gestalten. Darin sehen wir ein entscheidendes Qualitätskriterium in Gesundheitsförderung und Public Health.

Organisationsberatung

Expertise von außen ist auf den Bedarf des jeweiligen Projekts abzustimmen. Dem Ansatz der systemischen Organisationsberatung folgend sollen nur jene Ressourcen von außen genützt werden, die im Projekt selbst nicht verfügbar sind. Die Hauptintention der Organisationsberatung besteht in der Mobilisierung und Stärkung der eigenen Kräfte des Systems für seine Entwicklung. Der große Gewinn einer externen Beratung liegt in der Möglichkeit, eine Außensicht einzubringen. In diesem Verständnis gründet sich die Inanspruchnahme von externer Beratung nicht auf Defizite und mangelnde Kompetenz der Projektverantwortlichen. Die Auseinandersetzung mit einer Außenperspektive ermöglicht den Projektteams Distanz zum eigenen Tun.

Externe Berater machen Beobachtungen, die vom System selbst nicht geleistet werden können und neue, überraschende Handlungsmöglichkeiten für den weiteren Projektverlauf eröffnen können. Organisationsberatung erhöht einerseits die Kapazität des Systems für Selbstbeobachtung und Selbstevaluation und kann andererseits spezielles Know-how einbringen, das im System fehlt. Bei Planung und Aufbau eines Projekts müssen neue Strukturen geschaffen und neue Rollen definiert und eingerichtet werden. Das Management dieses Prozesses ist für Personen, die an dem Projekt beteiligt sind, sehr schwierig, da sie immer auch mit bestimmten Interessen involviert sind. Wenn es z.B. darum geht, die Rollen eines Projektkoordinators zu definieren und die Erwartungen zwischen Team und Koordinator zu klären, so ist es für einen Koordinator schwierig, diesen Prozeß selbst zu moderieren.

Der Einsatz von externer Organisationsberatung kann vor allem bei folgenden Entwicklungsschritten eines Projekts sehr wertvoll sein:

* Auftragsgestaltung und Aufbau der Projektorganisation (sowohl für Auftraggeber als auch für Projektkoordinatoren)
* Planen und Moderieren von Entscheidungsprozessen
* Planen von Kickoff-Meetings
* Moderieren von Klausuren zur Auswertung des laufenden Prozesses und zur Entscheidungsfindung für die nächsten Schritte
* Unterstützung der Teamarbeit von Projektgruppen
* Beobachtung und Evaluation spezieller Bereiche
* Planung von Transferschritten zwischen Projekt und Linienorganisation
* Beratung der Projektleitung und Entscheidungsträger

Eine in vielen Projekten bewährte Beratungsform besteht in einer regelmäßigen Unterstützung von Leitungskräften in Form einer Einzelberatung (Coaching) bei der Reflexion der Leitungsaufgaben.

Die Funktion von Organisationsberatung ergibt sich nicht aus einem Qualifikationsdefizit der Beteiligten, sondern aus ihrer Involviertheit in den Arbeitsprozeß bzw. aus der Tatsache, daß man aus eingefahrenen Bahnen der Organisation heraustreten muß. Organisationsberatung basiert in diesem Verständnis auf der Erfahrung, daß die Kapazität von Systemen und Menschen zur Selbstbeobachtung und Reflexion beschränkt ist, wenn sie nicht durch eine Außensicht angeregt und unterstützt wird. Es soll aber vermieden werden, daß Aufgaben, die vom Projektteam wahrgenommen werden können, an Berater delegiert werden. Professionelle Organisationsberatung ist eine Maßnahme der internen Qualitätssicherung.

Die fachlich passende und effiziente Verknüpfung von Management und externer beraterischer Unterstützung ist zu einem wesentlichen Erfolgskriterium in der Entwicklung von Projekten und Organisationen geworden (Grossmann/Krainz/Oswald 1994).

10. Gesundheitsförderung in der Region – ein Fallbeispiel

Wir möchten eine Fallgeschichte anschließen. Dieses Projekt aus der Arbeit unseres Instituts liegt einige Jahre zurück und spiegelt viele charakteristische Probleme in der Entwicklung von Projekten zur Gesundheitsförderung wider. Das Projekt war vergleichsweise groß und komplex. Es ermöglicht, eine breite Palette von Problemstellungen anzusprechen, und es lassen sich an dieser Fallgeschichte die Möglichkeiten und Grenzen aufzeigen, durch Projekte den Umgang mit Gesundheit und Krankheit wirksam zu verändern. Wir möchten vor allem Punkte herausarbeiten, wo Strategien des Projektmanagements ansetzen können, um die Wirkungsmöglichkeiten des Projekts zu beeinflussen.

An die kurze Darstellung des Projekts schließen wir einen kritischen Rückblick unter den Fragestellungen dieses Buches an. Eine Reihe von organisationsbezogenen Problemstellungen und neuralgische Fragen des Projektmanagements finden sich in dieser Projektgeschichte. Nicht zuletzt haben uns die hier gemachten Erfahrungen zu einem intensiven Engagement für Fragen der Organisationsentwicklung und des Projektmanagements in der Gesundheitsförderung angeregt. Das von uns entwickelte internationale Training für Projektentwicklung ist im Anschluß an das Projekt entstanden.

"Modellversuch Gesundheitsbildung" – Projektgeschichte

Das Projekt startete 1985. Die Ottawa Charter war noch nicht verfaßt, das Konzept der Gesundheitsförderung erst in Entwicklung begriffen. Die Situation in Österreich – was Investitionen

137

in den Schutz und die Förderung der Gesundheit betrifft – war bestimmt von sehr traditionellen, an medizinischen Risikofaktoren orientierten, vorwiegend medial vermittelten Aufklärungskampagnen und einem sehr engen Verständnis von Gesundheitserziehung. Das Feld der Prävention in den Gemeinden und Betrieben war und ist bestimmt von personenbezogenen Konzepten, realisiert durch medizinisch-untersuchungsorientierte Maßnahmen und versicherungsrechtlich-entschädigungsorientierte Leistungen (Grossmann 1985, Edlinger et al. 1984). Das Angebot der Bildungseinrichtungen war charakterisiert durch vereinzelte gesundheitsbezogene Veranstaltungen, die nicht einer konzeptiven, gesundheitspolitisch bezogenen Planung folgten.

Unser Institut verfügte über reichhaltige Erfahrung mit aktivierenden, partizipativ-orientierten Lernprozessen in unterschiedlichen sozialen Feldern und hatte eine mehrjährige intensive Auseinandersetzung mit Fragen des Zusammenhanges von Arbeit und Gesundheit und der Entwicklung neuer Wege des Gesundheitsschutzes und der Gesundheitsförderung am Arbeitsplatz hinter sich.

Vor diesem Hintergrund entstand die Idee, mit einem größeren Projekt einen Beitrag zur Entwicklung von Gesundheitsbildungskonzepten und zur öffentlichen Bewußtseinsbildung über vernachlässigte gesellschaftliche Interessen in bezug auf Gesundheit und Krankheit zu leisten. Die fachlichen und organisatorischen Voraussetzungen von – wie wir heute sagen würden – Gesundheitsförderung sollten sichtbar gemacht werden.

Im Bundesministerium für Gesundheit bestand auf Beamtenebene ein ebenso großes Interesse, eine Innovation in diesem Feld zu setzen. Nach längeren Verhandlungen wurde 1985 der Auftrag erteilt. Unser Konzept, obwohl Anfang der 80er Jahre und weitgehend unabhängig von der international geführten Diskussion zu Gesundheitsförderung entstanden, wies viele Elemente auf, die heute zu den Angelpunkten von Gesundheitsförderung zählen.

Der Projektauftrag

Sehr sorgfältig wurde im Projektauftrag das Verständnis von Gesundheitsbildung abgestimmt, und die Arbeitsprinzipien wurden sehr klar definiert. Im Zentrum des Modellversuchs sollten Veranstaltungen und Aktionen stehen, die Personen aus unterschiedlichen sozialen Gruppen zu einer persönlichen und aktivierenden Auseinandersetzung mit den Bedingungen der eigenen Gesundheit anregen sollten. Nicht anonyme Massenaufklärung von oben, sondern kooperatives Lernen und Arbeiten mit den Menschen war das Ziel.

Die Durchführung der Veranstaltungen und Aktionen sollte auf die regionalen, sozialen Bedingungen und die bestehende Infrastruktur abgestimmt werden. Die inhaltliche Gestaltung der Veranstaltungen, Aktionen und Medien sollte auf die kommunikativ festgestellten Bedürfnisse und Interessen der Adressaten bezogen werden. Den konkreten Angeboten ging daher eine gründliche Auseinandersetzung mit den alltäglichen Problemen der Gesundheit und Krankheit und den sich daraus ergebenden Bedürfnissen gegenüber unserem geplanten Aufklärungs- und Kommunikationsangebot voraus. In diesem Sinne war es das Ziel des Projektes, in drei ausgewählten Regionen einen sozialen Lernprozeß im Interesse der Gesundheitsförderung zu initiieren, diesen Prozeß auch zu dokumentieren und in einem gesonderten Projekt, finanziert vom Bundesministerium für Wissenschaft, einer Begleitforschung zu unterziehen.

Auftraggeber war das Österreichische Bundesministerium für Gesundheit, Sport und Konsumentenschutz, Auftragnehmer die Abteilung Gesundheit und Gesellschaftliches Lernen des IFF, ein interuniversitäres Universitätsinstitut. Das Vorhaben hatte eine Laufzeit von dreieinhalb Jahren und wurde im Sommer 1989 abgeschlossen.

Die Projektstruktur

Das Projekt wurde von einem kleinen Team dazu angestellter wissenschaftlicher Mitarbeiter und Mitarbeiterinnen sowie einer größeren Anzahl von Honorarkräften durchgeführt. Die projektdurchführende Abteilung des Instituts war in diesem Zeitraum in Linz, der Landeshauptstadt eines österreichischen Bundeslandes, verankert. Dem Auftrag entsprechend sollte der Modellversuch in zwei Regionen Oberösterreichs und einem Gebiet Kärntens durchgeführt werden (siehe Abb. 25).

Im Zuge des Projekts wurde eine intensive Auseinandersetzung mit den Gesundheitsbedingungen der ausgewählten Regionen durchgeführt. Gesundheitsportraits dieser Regionen entstanden. Eine Bestandsaufnahme der Infrastruktur, die dem Schutz und der Förderung der Gesundheit dienen kann, wurde durchgeführt. Dabei wurde in den Regionen ein breites Kontaktnetz aufgebaut, Kooperationsbeziehungen wurden angebahnt.

Das Aktionsprogramm

Auf der Basis dieser Recherchen wurde in Kooperation mit unterschiedlichen Berufsgruppen und Institutionen ein Aktionsprogramm zu drei thematischen Schwerpunkten entwickelt:

* Frauen und Gesundheit
* Kreuzweh – Prophylaxe von Bewegungs- und Stützapparaterkrankungen
* Chemie im Alltag: Umgang mit chemischen Arbeitsstoffen im Betrieb, Umgang mit Chemie im Haushalt

Neben den artikulierten Bedürfnissen, den beobachteten Infrastrukturmängeln und den Morbiditätsraten orientierten wir uns an folgenden Kriterien für die Auswahl der Schwerpunkte: Es

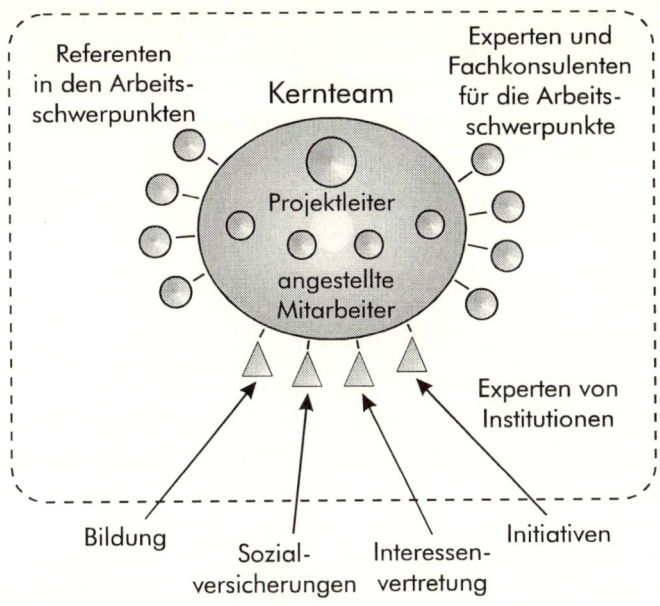

Abb. 25: Die Arbeitsstruktur des Projekts
"Modellversuch Gesundheitsbildung"

sollten unterschiedliche soziale Gruppen und Milieus angesprochen und Institutionen gewonnen werden. Die Schwerpunkte
sollten in verschiedenen Settings (Betrieb, Gemeinde) angesiedelt sein. Die Programme sollten einen Bedarf treffen und in-
stitutionell anschlußfähig sein.

Zu diesen Schwerpunkten wurde ein umfangreiches Programm
an Veranstaltungen und Aktionen durchgeführt. Dabei gelang
es, auch Bevölkerungsgruppen einzubeziehen, wie z.B. Nebener-
werbsbäuerinnen, deren Teilnahme gesundheitspolitisch äußerst
dringlich erschien und die gleichzeitig die ungünstigsten Voraussetzungen für Gesundheitsförderung haben.

Im Zuge des Modellversuchs wurde viel Öffentlichkeitsarbeit
gemacht und in die öffentliche Bewußtseinsbildung in den Regionen investiert. Darüber hinaus fungierte das Projekt als eine

Art Servicezentrum für gesundheitsbezogene Informationen, was den Zugang zu Literatur und Materialien oder Informationen über Veranstaltungen betraf. Über den Verteiler des Instituts wurden zwischen 1.000 und 4.000 Personen regelmäßig mit Informationen versorgt – in wachsendem Maße auch auf Anfrage. Eine eigene Projektzeitung unterstützte diese Öffentlichkeitsarbeit.

Multiplikatoren gewinnen

Parallel zu diesen Aktivitäten wurden Veranstaltungen für ehrenamtliche und professionelle Aktivisten im Feld der Gesundheitserziehung und Gesundheitsförderung durchgeführt: einmal mit der Perspektive der Qualifizierung für die Arbeit in der Gesundheitsbildung, um neue Konzepte der Bildungsarbeit kennenzulernen, Erfahrungen auszutauschen und praktische Kompetenzen für Gesundheitsbildungsarbeit zu erwerben, und einmal, um Multiplikatoren für die Arbeit in den Regionen zu gewinnen. Darüber hinaus wurden für und in Zusammenarbeit mit Institutionen wie den Sozialversicherungsträgern Veranstaltungen zu neuen Konzepten der Prävention und Gesundheitsförderung realisiert.

Das Projekt verstand sich bewußt als Mittler zwischen Bürgern und Institutionen und führte dazu auch spezifische Veranstaltungen durch, z.B. zur Diskussion neuer gesundheitsförderlicher Infrastrukturen und Angebote in der Region am Beispiel der Prophylaxe von Bewegungs- und Stützapparaterkrankungen.

Auswertung und Veröffentlichung

Die Projekterfahrungen sind einerseits in Buchform publiziert und andererseits im Rahmen einer eineinhalbstündigen Videodokumentation zugänglich (Breitwieser/Donauer/Grossmann/

Elsigan 1991, Grossmann und Provinzfilm 1991). Die Ergebnisse der Begleitforschung zum Projekt unter dem Titel "Veränderungen des Gesundheitsbewußtseins durch Bildungsprozesse" liegen als Forschungsbericht vor (Ernst/Höllmüller 1990). Der Ansatz und die Erfahrungen des Modellversuchs wurden, in der letzten Phase des Projekts im Herbst 1988, im Rahmen einer großen Enquete, veranstaltet gemeinsam mit dem Gesundheitsminister, einer breiteren österreichweiten Öffentlichkeit vorgestellt.

Der Modellversuch zwischen Aktionsprogramm und Organisationsentwicklung

Das wesentliche Interventionsproblem, mit dem wir als Projektteam konfrontiert waren: mit einer aktions- und partizipationsorientierten Strategie nicht nur ein Strohfeuer anzufachen, sondern auch dauerhafte Veränderungen in den für die Gesundheit relevanten Organisationen anzustoßen und Impulse für die Entwicklung von Infrastrukturen zu bewirken. Die Problematik einer bloß an den angesprochenen Bevölkerungsgruppen ausgerichteten Aktionsstrategie wurde im Team von Beginn an gesehen: Ohne Entwicklung der Infrastrukturen würde nach Ende des Projekts in den Zielregionen bald wieder alles beim alten sein. Daher hat das Projektteam auf verschiedene Weise Anstrengungen unternommen, den Transfer sicherzustellen: durch den Versuch, Krankenkassen, lokale Bildungsinstitutionen, politische Entscheidungsträger, Gewerkschaften, Arbeitgeberverbände einzubinden, durch besondere Veranstaltungen für Professionelle wie Ärzte und Physiotherapeutinnen, durch Programme, die die Kompetenz der Zielgruppen förderten, sich aktiv für ihre Gesundheit einzusetzen, und durch eine intensive Öffentlichkeitsarbeit. Trotz all dieser Vorkehrungen fand sich das Team immer wieder damit konfrontiert, daß Aktionen des Projekts von den genannten Institutionen begrüßt, aber zugleich als Entlastung interpretiert wurden und weniger als Impuls für die eigene Weiterentwicklung. Die Frage, ob man sich mehr den relevanten Organisationen und ihrer Strukturentwicklung widmen oder in der Arbeit mit den Zielgruppen und durch Öffentlichkeitsarbeit "von unten" Druck machen soll, kristallisierte sich als strategisches Kernproblem heraus. Beide Seiten haben ihre Notwendigkeit, und beide Seiten waren im Team vertreten, was auch zu internen Kontroversen führte.

Die Verknüpfung von Partizipation und Organsationsentwicklung ist strategisch und emotional eine große Herausforderung und verlangt ein bewußtes Widerspruchsmanagement. Die neuralgischen Punkte sollen im folgenden an Hand einer kritischen Reflexion des Modellversuchs Gesundheitsbildung aufgezeigt werden.

Ein Auftraggeber allein genügt nicht

Die Auftragsverhandlungen mit den Bundesministerien für Gesundheit und für Wissenschaft hatten viel Zeit und Energie in Anspruch genommen. Als das Projekt letztlich beschlossen wurde, waren wir froh, den Auftrag in der Tasche zu haben und ungestört an die Umsetzung gehen zu können.

Die Regionen wurden in dieser Vorphase nicht eingebunden, und es wurde auch vom Gesundheitsministerium keine organisierte Verbindung zu regionalen oder lokalen Instanzen geschaffen. Auch das Ministerium war froh, das Projekt auf die Reise schicken zu können, und man wollte sich nicht zu sehr damit identifizieren, ehe man wußte, was herauskommen würde. Bildlich ausgedrückt saßen wir als Bundesinstitut mit Bundesmitteln in den Regionen und konnten uns relativ frei anbieten. Wir hatten zwar einen hochrangigen Auftrag, mußten aber doch als Universitätsinstitut selbständig an die Institutionen im Land herantreten. Dabei stießen wir mit unseren Projektideen bei den

144

Institutionen durchaus auf offene Ohren. Aber bei all dem Interesse und Wohlwollen, das uns entgegengebracht wurde, blieb es doch immer unser Projekt. Das Ministerium als prominenter Auftraggeber, eine ausreichende Finanzierung und ein relativ offener Projektauftrag schufen einen breiten Handlungsspielraum. Andererseits aber führte diese Konstruktion dazu, daß das IFF als Universitätsinstitut Betreiber des Projekts war und die Institutionen in den Regionen nicht in die Situation kamen, es als Projekt mitzubetreiben. Das Institut war als neutraler Makler zwischen den Institutionen gerne gesehen und akzeptiert. Diese Rolle hat auch einige unkonventionelle Kooperationen möglich gemacht, aber nur durch großen Kraftaufwand des Projektteams und in seiner Verantwortung.

Rückblickend können wir feststellen, daß zu wenig unternommen wurde, wichtige institutionelle Partner in der Region schon in Planungs- und Entscheidungsprozesse miteinzubinden (siehe Abb. 26). Es hätte z.B. die Möglichkeit gegeben, die Einrichtung eines Beirats mit befugten Vertretern aus allen relevanten Organisationen (Politik, Gewerkschaften, Handelskammer, Sozialversicherungsträger, Bildungseinrichtungen) zu betreiben, der in der Position gewesen wäre, Gesundheitsinteressen zu identifizieren und nach einer Ausarbeitung von einzelnen Programmschwerpunkten durch das Projektteam konkret darüber zu entscheiden, welche Institution sich an welchen Aktionen und Programmen beteiligt. Durch eine solche Vorgangsweise können mehr Ressourcen mobilisiert und Innovationen im Sinne einer Organisationsentwicklung in den Institutionen durch das Projekt generiert werden. Wir hätten uns auch, was wahrscheinlich leichter gewesen wäre, für einen oder einige wenige Kooperationspartner entscheiden können, die in der Region und für die Entwicklung von gesundheitsförderlichen Infrastrukturen Gewicht haben. Wir hätten uns auch entscheiden können, kein Aktionsprogramm ohne einen mitverantwortlichen Kooperationspartner zu beginnen. Diese Optionen hätten zwar auf inhaltlicher Ebene den Handlungsspielraum eingeengt, und viele der interessanten Aktivitäten hätten vielleicht nicht stattgefunden. Im Sinne der Anschlußfähigkeit an die institutionellen Gegebenheiten und der Weiterführung der Projektarbeit nach Ende des Modellversuchs hätte einiges für solche Optionen gesprochen. Auch eine Mischvariante von selbständigen und gemeinsam verantworteten Modellversuchen erschiene denkbar.

Real verlief die Kommunikation zwischen dem Projekt und den verschiedenen Organisationen nach einem sternförmigen Muster. Wir nahmen als Projekt mit der Schulbehörde, der Landwirtschaftskammer, der Gewerkschaft, der Gesundheitsverwaltung und anderen Kontakt auf. Wir schufen aber kein Gremium wie den oben erwähnten Beirat für eine Willensbildung – ungeachtet all der Schwierigkeiten einer solchen intersektoralen Zusammenarbeit. Die Kontrakte mit den Kooperationspartnern blieben zu unverbindlich und hatten zuwenig Auftragscharakter.

Die intensive Auseinandersetzung mit der Region und den Gesundheitsinteressen unterschiedlicher Bevölkerungsgruppen bewährte sich sehr. Doch wurde diese Beobachtung der Region zu stark vom Projektteam geleistet, sodaß sich die Institutionen, die die Programme mittragen sollten, nicht selber ein Bild von "ihrer Region" verschaffen mußten. Ein Auftrag der Institutionen an das Projektteam für eine Erhebung von relevanten Daten sowie daraus abgeleiteten Programmschwerpunkten wurde nicht realisiert. Dadurch hätten die Institutionen den Entscheidungsprozeß für oder gegen einen Schwerpunkt "Chemie am Arbeitsplatz" oder "Prophylaxe von Bewegungs- und Stützapparatserkrankungen" mitvollzogen. Im tatsächlichen Projektverlauf wurde die Entscheidung alleine vom Projektteam getroffen, und die Institutionen mußten erst überzeugt werden, sich an der Durchführung der Programme zu beteiligen. Das Team mußte sich daher mit persönlich engagierten, aber organisatorisch relativ unverbindlichen Beteiligungen zufrieden geben, ohne daß in den Institutionen relevante Entscheidungen fallen mußten. Damit blieb auch das ganze Engagement beim Projektteam. Die Tatsache, daß wir über vergleichsweise erhebliche Bundesmittel zur direkten Veranstaltung von Gesundheits-

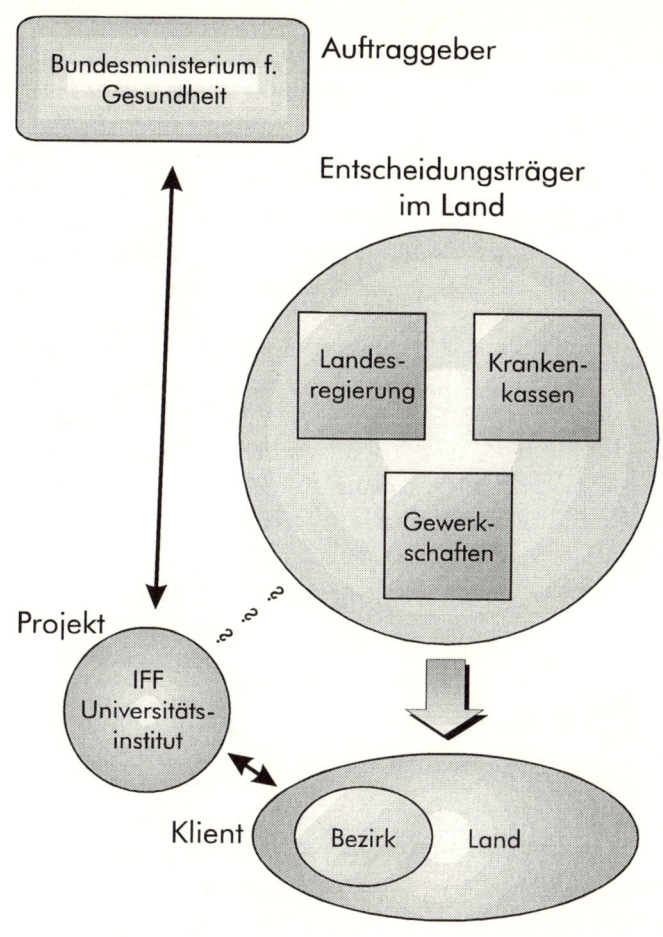

Abb. 26: Problematik der Projektstruktur: Der
Auftraggeber ist nicht Entscheidungsträger in der Region.

bildungsmaßnahmen verfügten, muß in diesem Zusammenhang
ambivalent eingeschätzt werden. Die Notwendigkeit der Mit-
finanzierung hätte auch die Entscheidungen der regionalen Partner und ihre Rollen im Projekt anders positioniert. Vertraglich

waren wir sogar etwas behindert, zusätzliche Gelder einzuwerben, um dem Verdacht der Doppelfinanzierung zu entgehen und die Projekteigentümerschaft des Bundesministeriums nicht zu tangieren.

Festhalten kann man auch, daß die Organisationen zum damaligen Zeitpunkt noch sehr schwer organisatorisch ansprechbar waren, da weder Zuständigkeiten noch professionelle Rollen für Gesundheitsthemen ausdifferenziert waren.

Wir investierten auch von unserem persönlichen Zugang zum Projekt her wesentlich mehr in die Entwicklung der Partizipation der Zielgruppen als in den Aufbau stabiler Beziehungen mit den Institutionenvertretern und Entscheidungsträgern. Unsere Kontakte konzentrierten sich in der ersten Phase des Projekts auf Schlüsselpersonen in den Regionen, die bestimmte Anliegen von betroffenen Bevölkerungsgruppen repräsentieren, aber nicht auf befugte Vertreter aus den Institutionen.

Das doppelte Setting: Adressatenkontext und Entscheidungsträger

Die Entscheidung für das Setting des Modellversuchs – also die Abgrenzung des sozialen und organisatorischen Kontextes, auf den sich die Interventionen beziehen sollten, und die Definition des Verhältnisses zu den regionalen Institutionen – bildet sicher einen Schlüssel der Fallgeschichte. Wir machten uns auf die Suche nach einem überschaubaren sozialen und geographischen Kontext, in dem die milieuspezifischen Arbeits- und Lebensbedingungen in ihrer Bedeutung für die Gesundheit erfahrbar und sichtbar gemacht werden können. Die Eingrenzung ermöglichte es, den Entwicklungsstand der Infrastruktur zur Gesundheitsförderung exemplarisch zu beleuchten. Wir suchten einen Kontext, in dem gemeinschaftliche Gesundheitsaktivitäten unterschiedlicher sozialer Gruppen entstehen konnten,

Vereinzelung ein Stück aufgehoben und unterschiedliche gesundheits- und krankheitsrelevante Faktoren in einem Zusammenhang deutlich gemacht werden konnten. Vor diesem Hintergrund entschieden wir uns für zwei politische Bezirke (in Österreich die Verwaltungseinheit zwischen Gemeinden und Bundesland) und einen Stadtteil als dritte Region.

Die Bezirke haben jedoch einen entscheidenden Nachteil – sie sind nur Verwaltungseinheiten und verfügen über keine politische Entscheidungsstruktur. Es gibt in den Bezirken keine demokratische Vertretung und keine Bezirksregierung. Die politische Entscheidungsebene, die Kompetenz über Finanzentscheidungen, die Verteilung anderer Ressourcen und auch das Schwergewicht der Verwaltungskompetenz sind auf der Ebene des Landes institutionalisiert. Noch deutlicher gilt das für den Stadtteil, in dem es keine politische Entscheidungsstruktur und keine Verwaltungsstruktur gibt. Analoges gilt für die großen Institutionen (Krankenkassen, Interessenvertretungen etc.). Sie sind im Bezirk vertreten, aber die Entscheidungen und Ressourcen werden auf Landesebene gemanagt. Sozialer Kontext und politisch-administrative Einheiten sind nicht kongruent, Bezirke und Stadtteile nicht organisationsfähig im Sinne verbindlicher Entscheidungen und institutioneller Kooperation. Das bemerkten wir oft in der täglichen Arbeit. Die gemeinsamen Aktionen mit kooperierenden Organisationen im Bezirk und die breite Resonanz, die das Projekt in den Organisationen auf lokaler Ebene gefunden hatte, schlugen sich nicht in den auf Landesebene getroffenen Entscheidungen über Ressourcen und Programme nieder.

Wir haben es hier mit zwei unterschiedlichen Settings zu tun: der Arbeits- und Lebensraum der Menschen, für die und mit denen die Programme gemacht wurden, und der Entscheidungskontext der Organisationen und Sektoren, die über die strukturellen Bedingungen der Gesundheit und der Gesundheitsförderung in der Region entscheiden. Beide Settings müssen Ziele von Interventionen sein. Die Vernachlässigung des Entscheidungskontextes machte sich im Projekt nicht nur dadurch bemerkbar, daß der Zugang zu wichtigen Ressourcen erschwert war. Für die Organisationsentwicklung der politischen Strukturen und wichtigen Organisationen braucht es entsprechende Interventionsmöglichkeiten und damit eine stabile Kooperation mit der Entscheidungsebene. Diese Situation veranlaßte das Projekt(-Team) auch zu einem organisatorischen "Spagat" auf der Beziehungsebene. Wir liefen Gefahr, für die "Bearbeitung" organisationsinterner Konflikte zwischen Zentrum und Peripherie benutzt zu werden.

Partizipation und Organisationsentwicklung oder die Verknüpfung von "top down"- und "bottom up"-Strategien

In der Liste der Schwierigkeiten und Konflikte, mit denen das Projektteam zu kämpfen hatte, rangiert der Widerspruch zwischen einer auf Partizipation ausgerichteten Strategie, die sich mit den Betroffenen identifiziert und sie in der Wahrnehmung ihrer Gesundheitsinteressen unterstützt, und einer Strategie, die Organisationsentwicklung in den relevanten Institutionen und Organisationen im Auge hat, an erster Stelle: "advocacy" versus "change facilitating" (siehe Kap. 4 und 8).

Diese beiden Strategien fokussieren unterschiedliche Ansprechpartner, identifizieren sich mit unterschiedlichen Personen und Gruppen und investieren ihre Energie in unterschiedliche Zielsetzungen. Oft werden sie unterschiedlichen ideologischen Positionen zugerechnet und dann als "top down"- und "bottom up"-Strategien einander gegenübergestellt. Zum Teil stehen sie auch in direktem Widerspruch: Das Engagement für die Betroffenen führt oft zur Entlastung der Institutionen, da die Defizite durch die Projekte abgedeckt werden. Der durch das Projekt mobilisierte Druck von unten führt zu einer rigiden Abwehrhaltung bei den Institutionen.

Aus der Perspektive der Gesundheitsförderung brauchen beide Strategien einander und müssen verknüpft werden. Unser Projekt hat sehr deutlich gezeigt, daß Aktionen und Bildungsprogramme, die sich auf die Punkte "enabling", "learning" und "empowerment" der Ottawa Charter beziehen – also die Zielgruppen befähigen, auf die Bedingungen ihrer Gesundheit Einfluß zu nehmen und mit Belastungen umzugehen –, ohne Organisationsentwicklung nicht qualitativ befriedigend sind. Es können innovative Versuche entstehen, die aber isoliert bleiben. Um neue Bildungsinhalte und Arbeitsverfahren zu etablieren, neue berufliche Rollen zu schaffen, Professionelle mit Zusatzqualifikationen zu versehen und um für diese neuen Bildungsinhalte geeignete Infrastrukturen aufzubauen, muß eine Willensbildung in den Organisationen entstehen, müssen in den Leitungsebenen Entscheidungen über einen veränderten Einsatz von Ressourcen getroffen werden. Gesundheitsbildung muß daher, wenn sie systematisch geplant und betrieben wird, auch als ein Organisationsentwicklungsprozeß gesehen werden.

Aus diesen Gründen haben wir auch im Rahmen unserer eigenen Arbeitsperspektive versucht, die "top down"- und "bottom up"-Strategien zu verknüpfen. Dadurch gab es auch eine gewisse Spannung im Team, denn das sozialpolitische Engagement, dem wir uns verbunden fühlten, machte sich bei einem Teil von uns durch eine deutliche Reserve bemerkbar, sich auf Organisationsentwicklung und die Arbeit mit den Entscheidungsebenen in den Organisationen einzulassen. Die Identifikation mit den Inhalten und den sozialen Gruppen, um deren Interessen es ging, war schwer mit einer Haltung zu vereinen, die eine gewisse Neutralität gegenüber den unterschiedlichen Kräften in der Region verlangte. Hier wäre eine stringentere Konzeptentscheidung im Team oder durch den Projektleiter sinnvoll gewesen, ohne den Konflikt nach einer Seite auflösen zu können.

Besonders gelungen ist die Verknüpfung dieser beiden Strategien im Arbeitsschwerpunkt "Kreuzweh – Prophylaxe von Bewegungs- und Stützapparatserkrankungen" oder auch im

Schwerpunkt "Chemie am Arbeitsplatz". In der Problemerhebungsphase wurde das Thema Kreuzweh als ein zentrales Gesundheitsproblem von mehreren Berufsgruppen häufig benannt. Diese aus Interviews gewonnenen Aussagen wurden durch statistisches Material erhärtet. Zur Umsetzung riefen wir zunächst eine Expertengruppe zusammen, bestehend aus Ärzten, Physiotherapeutinnen und Gesundheitsgymnasten, und ergänzten diesen Arbeitskreis durch Vertreterinnen von Institutionen, die für diese Thematik wichtig sind. Mit diesem Arbeitskreis wurde ein Konzept für ein innovatives Prophylaxeprogramm entwickelt, das ein fachlich qualifiziertes Bewegungsprogramm mit psychologisch angeleiteten Gesprächen kombinierte, z.B. über Belastungen, persönliches Bewältigungsverhalten, über Möglichkeiten, den Umgang mit dem eigenen Körper zu verändern etc. Das Konzept wurde einem größeren Kreis von Referenten vorgestellt, mit diesen gemeinsam modifiziert und zu einem fertigen Produkt formuliert. In Zusammenarbeit mit landesweiten und lokalen Organisationen, die in der Bevölkerung sehr gut verankert waren, wurde das Programm erfolgreich umgesetzt. Die Beteiligung etwa von Bäuerinnen oder Betriebsräten war sicher ein Erfolgskriterium für diesen Arbeitsschwerpunkt (siehe Abb. 27).

Man kann an diesem Beispiel auch gut erkennen, wie die einzelnen Beiträge von Experten, Organisationen und Betroffenen, die von dem Projektteam mit Hilfe geeigneter Kommunikationsstrukturen miteinander verknüpft wurden, zum Erfolg beigetragen haben. Das Problem wurde von den Betroffenen benannt, das Programm von Experten ausgearbeitet und durchgeführt, und die Organisationen stellten den Rahmen und teilweise Ressourcen zur Verfügung und waren in der Lage, viele Interessenten zu mobilisieren. Wichtig scheint uns der Gesichtspunkt, daß die Erarbeitung des Programms durch Experten keine Abkehr von dem "empowerment"-Ansatz der Gesundheitsförderung bedeutete. Das Produkt selbst, d.h. das Kursprogramm, war so angelegt, Leute zur selbständigen Bewältigung von Belastungen und zu einer aktiveren Fürsorge für den eigenen Körper anzuregen.

Diese Vorgangsweise hat sich auch in anderen Subprojekten bewährt. Die Entscheidung für bestimmte Arbeitsschwerpunkte und Programme, das Erarbeiten von konkreten Kursprogrammen durch Experten haben eine strukturierende Wirkung, die wiederum Partizipation und intersektorale Kooperation ermöglicht. In der Anfangsphase des Gesamtprojekts verbrauchten wir auch zu viel Zeit und Energie für langwierige Versuche zu Programmentscheidungen mit den Betroffenen, die z.T. von ihnen selbst als Zumutung und Verweigerung von Expertise empfunden wurden. Denn anders als in einer Organisation wie einem Betrieb oder Krankenhaus waren die Betroffenengruppen in den regionalen Settings nicht organisationsfähig für Entscheidungen. Die Erfahrung bestärkte uns jedoch darin, rascher Entscheidungen zu treffen und Autorität anzunehmen.

Professionelle Rollen im Projekt

Die Rollen- und Qualifikationsthematik in einem Gesundheitsförderungsprojekt wirft viele Fragen auf (vgl. Kap. 4). Auf unser Projekt bezogen, haben wir vieles vorausgeplant, haben Rollen ausdifferenziert und entsprechende Qualifikationen zu definieren versucht. Doch ist ein Projekt nur bedingt planbar und der Prozeß nicht wirklich vorhersagbar. Dies trifft besonders für den Bedarf an unterschiedlichen Rollen und Qualifikationen zu. Unsere Erfahrungen lassen sich an folgenden drei Fragen vermitteln:

1. Welche Rollen wurden im Projekt benötigt und wie verteilte sich das gesamte Arbeitsquantum auf die einzelnen Rollen?
2. Welche Rollen wurden vom Projektteam wahrgenommen und welche wurden durch Referenten und Experten auf Honorarbasis abgedeckt? Welche Schlußfolgerungen können aus den damit gemachten Erfahrungen gezogen werden?

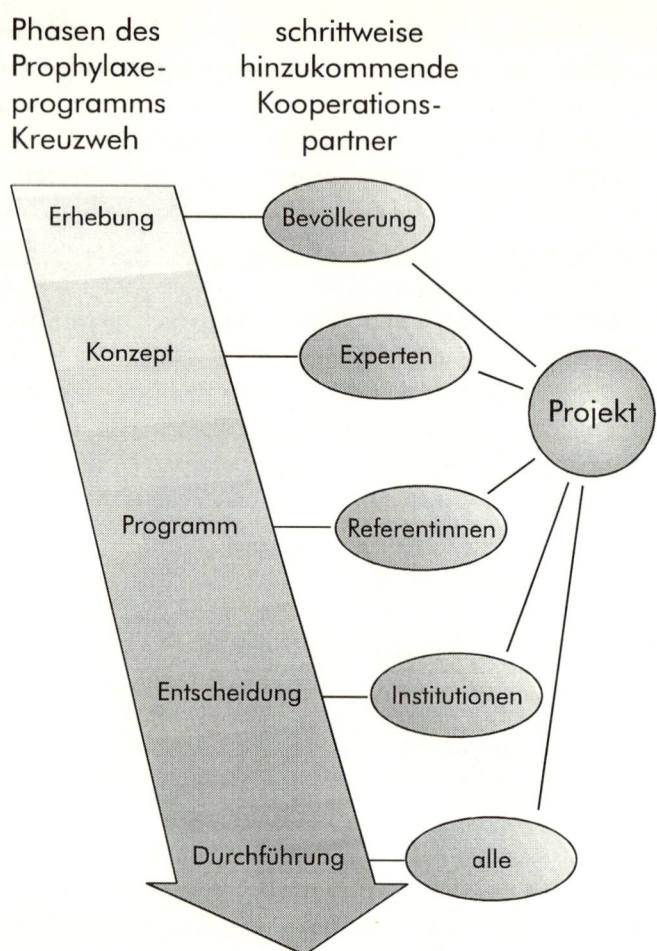

Abb. 27: Die Phasen des Arbeitsschwerpunkts "Kreuzweh – Prophylaxe von Bewegungs- und Stützapparatserkrankungen"

3. Welche Rollen und Funktionen konnten von den relevanten Organisationen in der Region wahrgenommen werden? Welche Probleme stellen sich in diesem Zusammenhang für ein Gesundheitsförderungsprojekt mit dem Anspruch, dauerhafte Veränderungen zu initiieren?

Zur ersten Frage: Bei dem genannnten Arbeitsschwerpunkt "Kreuzweh" z.B. waren medizinische Expertinnen und qualifizierte Physiotherapeuten und Gesundheitsgymnastinnen für die Durchführung der Kurse notwendig. Zusätzlich, und das war eine Innovation, haben wir gemeinsam mit den Bewegungsfachleuten psychologisch qualifizierte Personen zur Moderation der Gespräche und Diskussionen über Gesundheitsbelastungen und Bewältigungsstrategien eingesetzt.

Neben diesen speziellen fachbezogenen Rollen als Wissenschaftler, Moderatorin oder Gesundheitstrainer waren vor allem die Steuerungs- und Managementaufgaben von zentraler Bedeutung (vgl. Kap. 4). In Summe machten sie etwa zwei Drittel des gesamten Arbeitsaufwandes aus, nur rein quantitativ betrachtet. Sie wurden fast ausschließlich vom Projektteam selbst wahrgenommen.

Im Rückblick betrachtet, gab es für diese Rolle auch die entscheidendsten Qualifikationsanforderungen: Arbeitsprozesse zu planen und zu strukturieren, Sitzungen zu leiten und so zu moderieren, daß unterschiedliche Interessen miteinander in Kontakt gebracht werden, daß Kooperationen entstehen und Konflikte ausgetragen werden können. Dazu kommen soziale Qualifikationen, wie Kontakte zu sehr unterschiedlichen Gruppierungen und Institutionen herstellen, sich auf unterschiedliche Milieus einstellen zu können. Sehr wichtig waren zweifellos auch Kompetenzen im Sinne der sozialen Diagnose, also des Wahrnehmens von sozialen Situationen, des Einschätzens von Ressourcen und Durchsetzungschancen und des Abschätzens, inwiefern Problemstellungen organisationsfähig und organisationswürdig waren. Selbstkritisch betrachtet, waren wir im Team sehr gut in der Lage, mit unterschiedlichen Bevölkerungsgruppen zu arbeiten und uns auf unterschiedliche Milieus einzulassen, aber es bestand ein gewisses Defizit im Umgang mit den Institutionen.

Einige Funktionen und Rollen wurden in diesem Unternehmen sehr sorgfältig definiert, insbesondere die Auswertung, die durch ein eigenes Projekt mit dem Wissenschaftsministerium als Auftraggeber realisiert wurde. Diese Trennung bewährte sich sehr, sowohl im Hinblick auf die Unabhängigkeit der Beobachterperspektive als auch durch eine produktive Spannung, die zwischen dem Team der Begleitforschung und dem Projektteam entstand. Die Interviews, die die Begleitforscher mit dem Projektteam immer wieder durchführten, waren wesentliche Impulse für die Selbstreflexion des Teams und für die Vorbereitung wichtiger Weichenstellungen.

Zur zweiten Frage: Was die Wahrnehmung unterschiedlicher Rollen betrifft, so sollte sich das Projektteam auf die Aufgaben der Projektsteuerung und der Organisationsentwicklung (change facilitator) beschränken und andere Rollen durch angeheuerte Referenten füllen. Wir übernahmen sicherlich zu viele Rollen auch als Ersatzleistung für andere und gerieten dadurch in eine problematische Rollenvielfalt.

Zur dritten Frage: Das Dilemma, durch ein Projekt Veränderungen anzustreben und gleichzeitig Gefahr zu laufen, durch Ersatzleistung die bestehenden Strukturen zu entlasten, stellte sich auch bei der Übernahme von Rollen. Das Projektteam leistete viel organisationsbezogene Arbeit für Planung, für soziale Kontakte, für den Aufbau von Kooperationsbeziehungen, für die finanzielle Abwicklung etc. Das Team mußte diese Aufgaben auch leisten, weil diese Funktionen in den relevanten Organisationen nicht existierten. Bildungsinstitutionen z.B. investieren zwar in ihre Referenten, aber sie investieren relativ wenig in Vernetzung, Design, Kursplanung, also in Organisationsentwicklung. Die Sozialversicherungen wiederum verfügen über überproportionale ärztliche Ressourcen gegenüber solchen, die für Gesundheitsförderung einsetzbar sind.

Supervision und Beratung

Ein so komplexes, langfristiges und anspruchsvolles Projekt kann ohne externe Unterstützung in Form von Beratung und Supervision nicht befriedigend realisiert werden. Man tappt notwendigerweise in Fallen hinein, übersieht Alternativen und bleibt auf beschränkte Sichtweisen von Problemen angewiesen – unabhängig von der Qualifikation der handelnden Personen. In dieser Hinsicht organisierten wir uns sicher zu wenig Unterstützung und sahen zu wenig Mittel dafür in unserem Budget vor. Es gab keine Organisationsberatung des Projekts und auch keine organisationsbezogene Supervision des Projektteams. Wir holten uns für eine gewisse Zeit einen Supervisor, mit dessen Hilfe wir an unserer eigenen Teamentwicklung und an unseren Arbeitsbeziehungen einiges verbessern konnten. In wichtigen strategischen Entscheidungen im Umgang mit unseren zahlreichen Kooperationspartnern blieben wir jedoch auf uns angewiesen. Aus heutiger Sicht meinen wir, daß vor allem der Projektleiter für diese Rolle eine permanente supervisorische Unterstützung bzw. ein Coaching in Anspruch nehmen sollte.

Die Organisation des Transfers

Unsere Erfahrungen sprechen dafür, der Transferfrage ebensoviel Anstrengungen in der Planung und bei den Interventionen zu widmen wie der Aktionsphase, will man verhindern, daß Erfahrung nicht rasch wieder vernichtet oder die Erfahrung nur über Einzelpersonen vermittelt wird (vgl. Kap. 3 und 8).

Es wurde viel in den Transfer investiert. Es gab Veranstaltungen für niedergelassene Ärzte, die auf diese Weise zum ersten Mal mit Gesundheitsförderung und den damit verbundenen Anforderungen konfrontiert wurden, und es gab eine Veranstaltungsreihe für Referenten in der Ewachsenenbildung. Das Projekt veranstaltete begleitende Workshops, zum Beispiel mit Expertinnen und Entscheidungsträgerinnen der Gebietskrankenkasse Oberösterreich und trug damit möglicherweise dazu bei, daß diese Krankenkasse bisher als einzige in Österreich eine eigene Abteilung für Gesundheitsförderung einrichtete und mit einem Budget ausstattete. Nicht zuletzt publizierten und vertrieben wir über mehrere Jahre hinweg eine Projektzeitung mit aktuellen Informationen über gesundheitsrelevante Aktionen.

Systematisch betrachtet, können wir heute auf Grund unserer Erfahrungen zwei Problemfelder benennen, die für den Transfer wichtig sind.

1. Welche Aktionen und Interventionen dienen in besonderer Weise dem Transfer?

Wir schenkten dem Transfer große Aufmerksamkeit und setzten auch genug Energie dafür ein. Die Entscheidungen über die Adressaten unserer Bemühungen trafen wir jedoch zu wenig systematisch. Unsere Interventionen hatten einen Überhang an Arbeit mit Personen aus relevanten Berufsgruppen (Ärzte, Erwachsenenbildner etc.) gegenüber Aktivitäten mit Institutionenvertretern. Viele Erkenntnisse wurden nicht genügend ausgewertet, um damit Impulse für Trägerorganisationen setzen zu können, erfolgreiche Programme des Projekts aufzugreifen. Dennoch blieben Erfolge auch auf der Ebene der Infrastrukturen nicht aus. Neben der erwähnten Abteilung für Gesundheitsförderung der Gebietskrankenkasse entstand aus dem Projekt heraus in einer Region eine Initiative für Gesundheitsbildung von Frauen und Familien, die bis heute besteht und sich in Kooperation mit einer größeren Non-profit-Organisation der psychosozialen Versorgung widmet.

2. Welchen Platz nimmt der Transfer innerhalb des Projekts ein?

Der Transfer ist eine eigene Projektphase, die genausoviel Anstrengung, Sorgfalt und Mittel braucht wie die Planungs- und Aktionsphase. Viele jedoch sehen den Transfer als etwas, das nach dem Projekt kommt, was dann oft bedeutet, daß das Projektteam sich schon auflöst und keine Energie mehr vorhanden ist. Alle sind auf Abschlußberichte konzentriert und wollen das Projekt hinter sich haben.

So erging es auch uns, sodaß wir aus der Erfahrung dafür plädieren, den Transfer als eine eigenständige Aufgabe organisatorisch im Projekt entsprechend einzuplanen und zu verankern:

Transfer ist zum einen Teil als eine ständige Aufgabe während der ganzen Laufzeit des Projekts zu sehen und zu organisieren. Relevante Bezugsgruppen und Organisationen müssen immer wieder Einschau in das Projekt halten. Phasen der Zwischenauswertung müssen in Zusammenarbeit mit den Kooperationspartnern eingelegt werden. Entscheidend ist – und dies beachteten wir zu wenig –, Sequenzen zu schaffen, die die Organisationsarbeit erleichtern, aber vor allem die Nachvollziehbarkeit und damit den Transfer ermöglichen. Auch aus der Perspektive der Organisationsentwicklung ist es wichtig, die Problemfelder einzugrenzen und nicht zu viele Themen gleichzeitig, sondern in Sequenzen aufzugreifen, da Organisationen nur ein bestimmtes Quantum an Innovationen verarbeiten können.

Darüber hinaus braucht es eine eigenständige Phase am Ende des Projekts. Weil wir es verabsäumten, den Transfer als ein eigenes Subprojekt einzuplanen, blieben viele wertvolle Erkenntnisse und Erfahrungen unausgewertet und ungenützt.

Bei dem bereits erwähnten Arbeitsschwerpunkt "Kreuzweh" gelang es uns, einen sorgfältigen Bogen von Identifikation des Problems, über Entwicklung eines Angebots, über Dokumentation und Auswertung bis hin zu einer öffentlichen Großveranstaltung zu schlagen, in der Kursteilnehmer aus unterschiedlichen Bevölkerungsgruppen mit Experten und Vertreterinnen der großen Organisationen (Sozialversicherungsträger, Landesregierung etc.) ihre Erfahrungen austauschten und Gesundheitsinteressen artikulierten. Doch gingen wir aus heutiger Sicht für den Transfer zu wenig systematisch vor. Diese Veranstaltung wäre ein guter Auftakt für kontinuierliche Transferarbeit gewesen, doch hatten wir die Veranstaltung als Schlußpunkt gesetzt und als abschließende Intervention den schriftlichen Bericht vorgelegt. Als Anstoß für dauerhafte Veränderungen auch in den genannten Organisationen war dies zu wenig. Eine Option für das Gesamtprojekt wäre auch gewesen, den Auftrag enger zu interpretieren, uns auf die Erprobung von abgegrenzten Modellversuchen zur Gesundheitsbildung zu konzentrieren und den Transfer im Sinne von Gesundheitsförderung als Organisationsentwicklung einem möglichen Anschlußprojekt zu überlassen.

Ein Vorteil von Projekten ist, daß man sie abschließen kann – auch Publikations- und Leseprojekte. Das macht den Kopf frei, um die Erfahrungen anderweitig praktisch zu nutzen, und für neue Projekte.

Literatur

Badura, B. et al. (1987): Leben mit dem Herzinfarkt. Eine sozial-epidemiologische Studie. Berlin/ Heidelberg/New York: Springer

Badura, B., Kickbusch, I. (Eds.) (1991): Health Promotion Research. Copenhagen: WHO Regional Publications

Baric, L. (1991): Promoting Health. New Approaches and Developments. University of Salford, unpubl. paper

Bennis, W. G., Benne, K. D., Chin, R. (Hg.) (1975): Änderung des Sozial-verhaltens. Stuttgart: Klett-Cotta

Boos, F. (1992): Projektmanagement. In: Königswieser, R., Lutz, Ch. (Hg.): Das systemisch-evolutionäre Management. Wien: Orac, S. 69-78

Breitwieser, U., Donauer, B., Elsigan, G., Grossmann, R. (1991): Gesund-heitsförderung: Appelle sind zuwenig! Beispiele regionaler Bildungs-arbeit. München: Profil

Bunton, R. (1992): Health promotion as social policy. In: Bunton, R., Macdonald, G. (Eds.): Health Promotion. Disciplines and Diversity. London/New York: Routledge, S. 129-152

C/o/n/e/c/t/a Managementberatung (1994): Arbeitsmaterialien zum Pro-jektmanagement. Wien

Conrad, G. (1993): Das Gesunde-Städte-Projekt der WHO – Ziele, Ent-wicklungen und Ergebnisse. In: Pelikan, J. M. et al. (Hg.): Gesund-heitsförderung durch Organisationsentwicklung. Konzepte, Strate-gien und Projekte für Betriebe, Krankenhäuser und Schulen. Wein-heim/München: Juventa, S. 62-73

Edlinger, F., Friesenbichler, H., Grossmann, R., Zobernig, U. (1984): Arbeitsbelastung und Gesundheitsverschleiß. Arbeitnehmerschutz als Lernprozeß. WISO 6/1984

Ernst, A., Höllmüller, I. (1990): Veränderung des Gesundheitsbewußt-seins durch Bildungsprozesse. Wissenschaftliche Begleitforschung zum "Modellversuch Gesundheitsbildung". Forschungsendbericht. IFF-Beiträge zu Gesundheitswissenschaft und Organisationsentwick-lung Nr. 88, Wien

Fatzer, G. (Hg.) (1993): Organisationsentwicklung für die Zukunft. Köln: Edition Humanistische Psychologie

Foerster, H. von (1985): Sicht und Einsicht. Braunschweig: Vieweg

Frese, M. (1985): Psychische Gesundheit, Arbeitsbedingungen und neue Technologien. WSI Mitteilungen 4/1985, S. 226-232

Galbally, R. (1989): Community approaches to health promotion and disease prevention: The Victorian Health Promotion Foundation – A case study. Paper for the "Vienna Dialogue IV – Pioneering health promotion: Structures for new public health". Vienna: European Centre for Social Welfare Policy and Research

Gareis, R. (1990): Handbook of Management of Projects. Vienna: Manz

Gester, P. W., Heitger, B., Schmitz, Ch. (Hg.) (1993): Managerie. Systemisches Denken und Handeln im Management, 2. Jahrbuch. Heidelberg: Auer

Grossmann, R. (Hg.) (1985): Gesundheitsschutz im Betrieb. Arbeitnehmerschutz und präventive Gesundheitspolitik. Wien: VWGÖ

Grossmann, R. (1985): Institutionelle Analyse des österreichischen Arbeitnehmerschutzsystems. In: Grossmann, R. (Hg.): Gesundheitsschutz im Betrieb. Wien: VWGÖ, S. 22-39

Grossmann, R. (Hg.), Edlinger, F., Meggeneder, O. (1989): Arbeitsbelastungen und Gesundheit. Arbeitnehmer beurteilen ihre Arbeitsplätze. Wien: VWGÖ

Grossmann, R. (1991): Politik und Organisationsentwicklung im Interesse der Gesundheitsförderung. Zur österreichischen Situation. In: Deppe, H.-U., Friedrich, H., Müller, R. (Hg.): Öffentliche Gesundheit – Public Health. Frankfurt/New York: Campus, S. 124-144

Grossmann, R. (1991): Gesundheitsförderung – Ein organisationsbezogener Lernprozeß. In: Berger, W. et al. (Hg.): Zukunft der Weiterbildung. Versuche, Probleme, Alternativen in Österreich. München: Profil, S. 349-364

Grossmann, R., Scala, K. (1991): Über die Schwierigkeit, "Gesundheit" gesellschaftlich zu organisieren. In: Pellert, A. (Hg.): Vernetzung und Widerspruch. München: Profil, S. 345-372

Grossmann, R., Provinzfilm (1991): Videodokumentation zum "Modellversuch Gesundheitsbildung". Wels/Linz: IFF

Grossmann, R., Scala, K., Untermarzoner, D. (1992): Health Promotion and Organizational Development. Developing Settings for Health. Draft. IFF-Beiträge zu Gesundheitswissenschaft und Organisationsentwicklung Nr. 114, Wien

Grossmann, R. (1993): Leitungsfunktionen und Organisationsentwicklung im Krankenhaus. In: Badura, B., Feuerstein, G., Schott, T. (Hg.): System Krankenhaus. Weinheim/München: Juventa, S. 301-321

Grossmann, R., Scala, K., Untermarzoner, D. (1993): Gesundheitsförderung – Internationales Training für Projektentwickung 1994-1996. Programm. Wien: IFF

Grossmann, R., Veith, M. (1993): Lerninstrumente zum Projektmanagement. Seminarunterlage. Gesundheitsförderung – Internationales Training für Projektentwicklung. Wien: IFF

Grossmann, R., Krainz, E., Oswald, M. (Hg.) (1994): Veränderung in Organisationen. Management und Beratung. Wiesbaden: Gabler (in Druck)

Grossmann, R., Untermarzoner, D. (1994): Professionalisierung von Gesundheitsförderung in Österreich. Entwicklung eines Qualifikations- und Rollenprofils für Gesundheitsförderung. Forschungsbericht. IFF-Beiträge zu Gesundheitswissenschaft und Organisationsentwicklung, Wien

Groskurth, P. (1979): Arbeit und Persönlichkeit. Reinbek: Rowohlt

Hansel, J., Lomnitz, G. (1987): Projektleiter-Praxis. Erfolgreiche Projektabwicklung durch verbesserte Kommunikation und Kooperation. Berlin/Heidelberg/New York: Springer

Heintel, P., Krainz, E. (1990): Projektmanagement. Eine Antwort auf die Hierarchiekrise? Wiesbaden: Gabler

Hurrelmann, K. (1989): Sozialisation und Gesundheit. Somatische, psychische und soziale Risikofaktoren im Lebenslauf. Weinheim/München: Juventa

Kaspar, H. (1990): Die Handhabung des Neuen in organisierten Sozialsystemen. Berlin/Heidelberg/New York: Springer

Kickbusch, I. (1990): A strategy for health promotion. Document. Copenhagen: WHO Regional Office for Europe

Königswieser, R., Lutz, Ch. (Hg.) (1992): Das systemisch-evolutionäre Management. Wien: Orac

Krajic, K., Pelikan, J. M., Tsouros, A. (1993): Improving the implementation and outcomes of health promoting hospitals: Project management and evaluation. Minutes of the first business meeting of the HPH in Dublin. Working paper. Vienna: Ludwig Boltzmann-Institute for the Sociology of Health and Medicine, WHO Regional Office for Europe

Lee, R. J., Freedman, A. M. (Eds.) (1984): Consultation Skills Reading. Alexandria/Virginia: Pfeiffer and Company

Luhmann, N. (1984): Soziale Systeme. Grundriß einer allgemeinen Theorie. Frankfurt/New York: Suhrkamp

Luhmann, N. (1986): Ökologische Kommunikation. Opladen: Westdeutscher Verlag

Marnes, M. (1990): The Fundamentals of Project-Management. In: Rescke, H., Schelle, H. (Eds.): Dimensions of Project-Management. Berlin/Heidelberg/New York: Springer, S. 3-12

Mayntz, R. et al. (1988): Differenzierung und Verselbständigung zur Entwicklung gesellschaftlicher Teilsysteme. Frankfurt/New York: Campus

Ökologie-Institut (Hg.) (1993): Materialien zum Wahlfach Projektmanagement für ökologische Beratungsberufe. Zusammengestellt von Michael Patak. Wien

Ottawa Charter for Health Promotion (1986). Health Promotion 1(4)/iii-v

Pelikan, J. M., Grossmann, R., Dalheimer, V. (1992): "Neue Wege" der Organisationsberatung im Krankenhaus am Beispiel des WHO-Modellprojekts "Gesundheit und Krankenhaus". In: Wimmer, R. (Hg.): Organisationsberatung. Neue Wege und Konzepte. Wiesbaden: Gabler, S. 285-322

Pelikan, J. M., Demmer, H., Hurrelmann, K. (Hg.) (1993): Gesundheitsförderung durch Organisationsentwicklung. Konzepte, Strategien und Projekte für Betriebe, Krankenhäuser und Schulen. Weinheim/München: Juventa

Pelikan, J. M., Krajic, K., Tsouros, A., Garcia-Barbero, M. (1993): Health promoting hospitals – Aims, concepts, strategies and possibilities for participation. Working paper. Vienna: Ludwig Boltzmann-Institute for the Sociology of Health and Medicine, WHO Regional Office for Europe

Pelikan, J. M., Lobnig, H., Nowak, P. (1993): Das Wiener WHO-Modell-projekt "Gesundheit und Krankenhaus". In: Pelikan, J. M. et al. (Hg.): Gesundheitsförderung durch Organisationsentwicklung. Konzepte, Strategien und Projekte für Betriebe, Krankenhäuser und Schulen. Weinheim/München: Juventa, S. 204-222

Rosenbrock, R., Noack, R. H., Moers, M. (1993): Öffentliche Gesundheit und Pflege in NRW. Qualitative Abschätzung des Bedarfs an akademischen Fachkräften. Neuss: Ministerium f. Arbeit, Gesundheit und Soziales d. Landes Nordrhein-Westfalen

Sattelberger, T. (1993): Unternehmensentwicklung als Lernprozeß: Robuste Schritte zur lernenden Organisation wagen. In: Gester, P. W., Heitger, B., Schmitz, Ch. (Hg.): Managerie. Systemisches Denken und Handeln im Management. Heidelberg: Auer, S. 63-103

Scala, K., Grossmann, R. (1989): Gesundheitsförderung in der Gemeinde. Dokumentation zur "Gesunde Städte"-Tagung. IFF, WHO, Stadt Wels. IFF-Beiträge zu Gesundheitswissenschaft und Organisationsentwicklung Nr. 19, Wien

Scala, K. (1992): The IFF-Approach to Health Promotion Training. In: Conrad, G. et al. (Eds.): Investment in Health, International Conference on Health Promotion, Bonn, 17-19 December. Education, Training and Research, Supplement No. 2, Tauerbischofsheim, S. 47-52

Schein, E. (1984): Coming to a new awareness of organizational culture. Sloan management review, 25, S. 3-16

Schein, E. (1986): Wie Führungskräfte Kultur prägen und vermitteln. GDI Impulse 2/1986, S. 1-14

Schmitz, Ch., Gester, P. W., Heitger, B. (Hg.) (1992): Managerie. Systemisches Denken und Handeln im Management. Heidelberg: Auer

Senge, P. M. (1990): The fifth discipline. The art & practice of the learning organization. New York: Doubleday

Sievers, B. (Hg.) (1977): Organisationsentwicklung als Problem. Stuttgart: Klett-Cotta

Simon, F. B. (Hg.) (1988): Lebende Systeme. Wirklichkeitskonstruktionen in der systemischen Therapie. Heidelberg/New York: Springer

Simon, F. B. (1990): Meine Psychose, mein Fahrrad und ich. Zur Selbst-
organisation der Verrücktheit. Heidelberg: Auer

Simon, F. B., C/o/n/e/c/t/a (1992): Systeme. Heidelberg: Auer

Sundsvall Statement on Supportive Environments for Health (1991).
Document. Copenhagen: WHO Regional Office for Europe

Theorel, T. (1991): Health promotion in the workplace. In: Badura, B.,
Kickbusch, I. (Eds.): Health Promotion Research. Copenhagen, S.
251-266

Trojan, A., Hildebrandt H. (Hg.) (1990): Brücken zwischen Bürgern
und Behörden. Innovative Strukturen für Gesundheitsförderung.
Sankt Augustin: Asgard

Tsouros, A. (1991): Gesunde Städte. Ein Projekt wird zur Bewegung.
Tauberbischofsheim: FADL

WHO (1986): Health promotion – Concepts and principles in action. A
policy framework. Document. Copenhagen: WHO Regional Office
for Europe

WHO (1988): Promoting Health in the Urban Context. WHO Healthy Cities
Project Office (Ed.): WHO Healthy Cities Papers No.1, Copenhagen:
FADL

WHO (1989): The New Public Health in an Urban Context. WHO Healthy Cities Project Office (Ed.): WHO Healthy Cities Papers No.4,
Copenhagen: FADL

WHO (1991): Ziele zur "Gesundheit für alle". Die Gesundheitspolitik
für Europa. WHO-Regionalbüro für Europa (Hg.), Europäische
Schriftenreihe "Gesundheit für alle" Nr. 4, Kopenhagen

Williams, D. R., House, J. S. (1991): Stress, social support, control
and coping: A social epidemiological view. In: Badura, B., Kickbusch, I. (Eds.): Health Promotion Research. Copenhagen, S. 147-
172

Willke, H. (1987): Strategie der Intervention in soziale Systeme. In:
Baecker, D. et al.: Theorie als Passion. Frankfurt/New York: Suhrkamp, S. 333-361

Willke, H. (1989): Systemtheorie entwickelter Gesellschaften. Wein-
heim/München: Juventa

Willke, H. (1992): Beobachtung, Beratung und Steuerung von Organisationen in systemtheoretischer Sicht. In: Wimmer, R. (Hg.): Organisationsberatung. Neue Wege und Konzepte. Wiesbaden: Gabler, S. 17-42

Wimmer, R. (1989): Die Steuerung komplexer Organisationen. Ein Reformulierungsversuch aus systemischer Sicht. In: Santner, K., (Hg.): Politische Prozesse in Unternehmungen. Berlin/Heidelberg/New York: Springer, S. 131-156

Wimmer, R. (1988): Was können selbstreflexive Lernformen in der öffentlichen Verwaltung bewirken? Gruppendynamik 1/1988, S. 7-27

Wimmer, R. (1989): Organisationsberatung – Eine Wachstumsbranche ohne professionelles Selbstverständnis. In: Hofmann, M. (Hg.): Theorie und Praxis der Unternehmensberatung. Bestandsaufnahme und Entwicklungsperspektiven. Heidelberg: Physica, S. 145-136

Wimmer, R. (Hg.) (1992): Organisationsberatung – Neue Wege und Konzepte. Wiesbaden: Gabler